SANFTE BERÜHRUNG FÜR IHR BABY

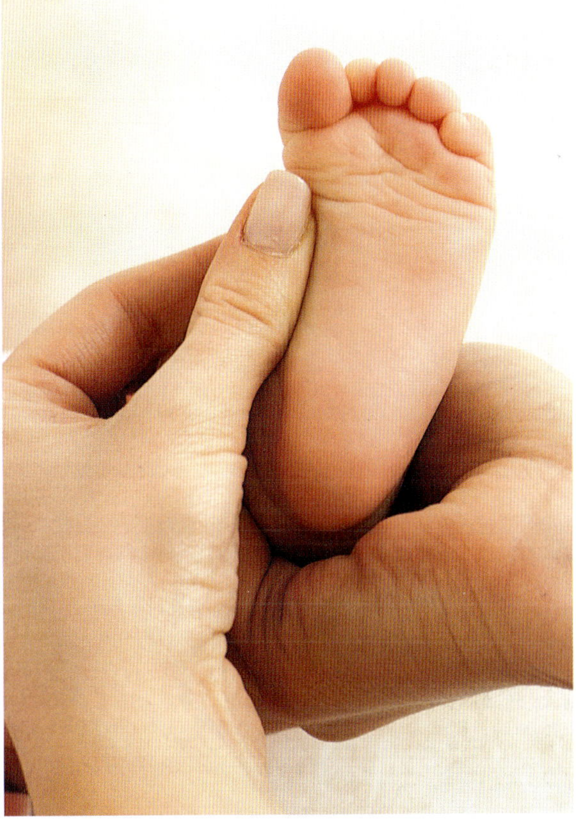

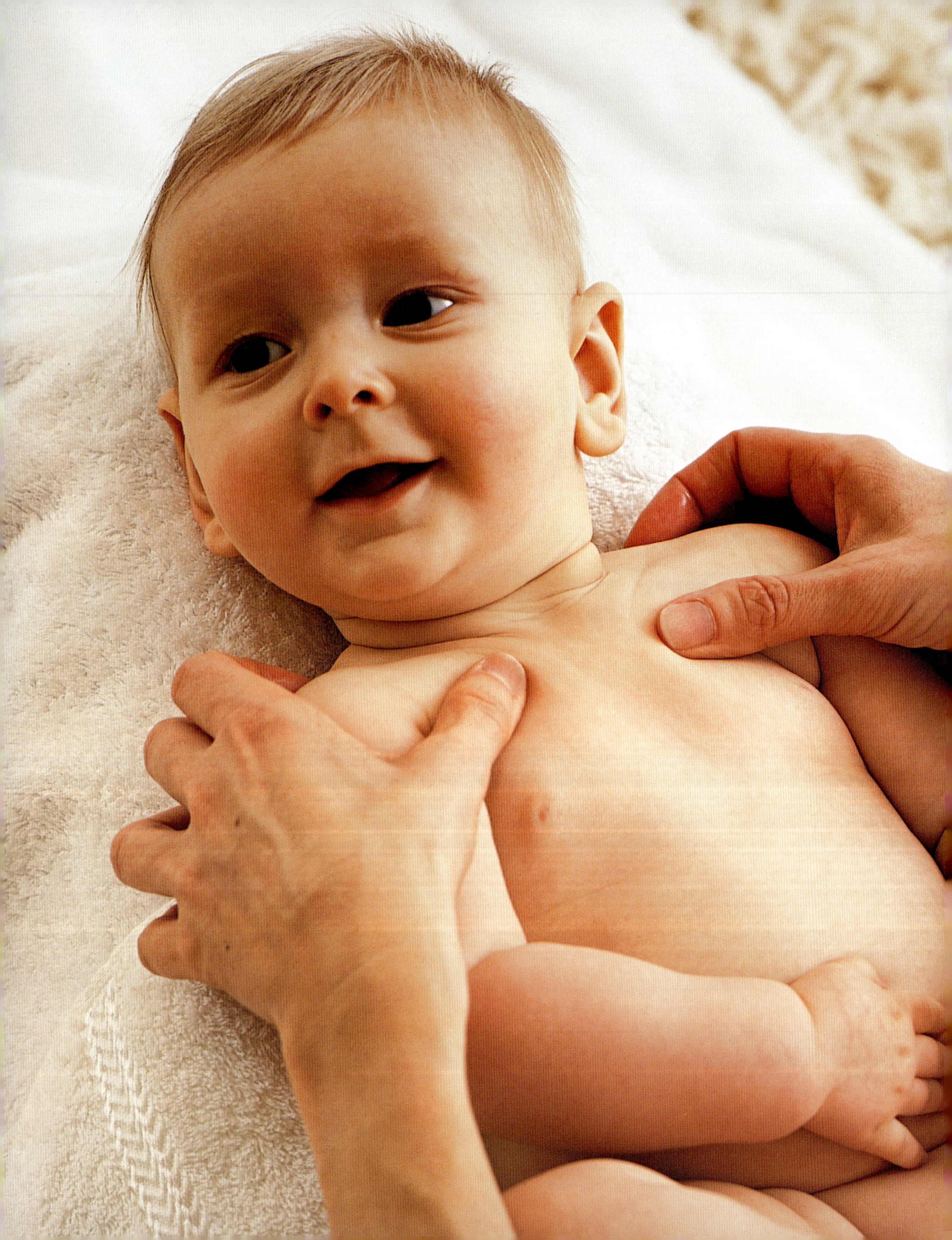

SANFTE BERÜHRUNG FÜR IHR BABY

WOHLTUENDE HEIL- UND REFLEXZONENMASSAGEN

WENDY KAVANAGH

SARAH SHEARS
BERATERIN
REFLEXZONENMASSAGE

urania

First published in Great Britain in 2005 by Hamlyn,
a division of Octopus Publishing Group Ltd
2–4 Heron Quays, London E14 4JP

Bibliografische Information der Deutschen Bibliothek:
Die Deutsche Bibliothek verzeichnet diese Publikation in der Deutschen Nationalbibliografie; detaillierte bibliografische Daten sind im Internet über http://dnb.ddb.de abrufbar.

Urania Verlag
in der Verlagsgruppe Dornier GmbH
Postfach 80 06 69, 70506 Stuttgart

www.urania-verlag.de
www.verlagsgruppe-dornier.de

Produktion der deutschen Ausgabe:
Redaktionsbüro Kramer, Weißenfeld/München
Übersetzung: Anne Görblich-Baier, München
Satz und dtp: Anja Kramer, Weißenfeld/München
Umschlaggestaltung: Behrend & Buchholz, Hamburg

Umschlagbilder: Octopus Publishing Group Limited
Printed and bound in China

ISBN 3-332-01811-6
ISBN 978-3-332-01811-0

Hinweis

Massage und Reflexzonenmassage sind kein Ersatz für fachliche ärztliche Betreuung. Bei gesundheitlichen Problemen jeder Art sollte ein Arzt aufgesucht werden, insbesondere dann, wenn Symptome auftreten, die diagnostiziert oder beobachtet werden müssen. Auch wenn die erteilten Ratschläge und Informationen in diesem Buch einer sorgfältigen Prüfung unterzogen wurden, können weder die Autorin noch der Verlag für etwaige hierdurch aufgetretene Schäden haftbar gemacht werden.

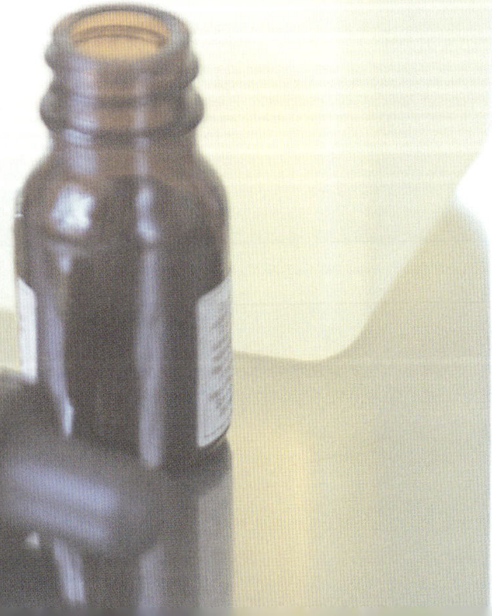

INHALT

Die Säuglingsmassage ist eine alte Tradition in vielen Kulturen und wird im Westen gerade wiederentdeckt. Mit wenigen Ausnahmen werden in der ganzen Welt Babys in den ersten Jahren ihres Lebens massiert. Dabei gibt es in den verschiedenen Kulturkreisen die unterschiedlichsten Gründe für den Einsatz von Massage. In Indonesien beispielsweise wird sie angewendet, wenn Babys Bauchschmerzen haben. In Russland halten die Ärzte Mütter an, ihre Neugeborenen zu massieren, um das zentrale Nervensystem zu unterstützen. Sie alle wissen, wie wertvoll eine Massage für das Baby ist.

EINFÜHRUNG

Eine intuitive Babymassage gab es schon immer, ausgeformte Techniken dagegen gibt es erst seit den 1970ern, nachdem westliche Therapeuten in Indien die positive Wirkung von Massagen kennen lernten und sie mit Elementen der Schwedischen Massage, der Reflexzonenmassage und mit Yogaübungen verbanden. Heute wird das Massieren von Babys und Kleinkindern als so wichtig erachtet, dass an der Universität von Miami 1992 ein Institut für Massage eingerichtet wurde. Die Direktorin, Dr. Tiffany Field, ist bekannt für ihre Forschungsprogramme über Säuglingsmassage und beschäftigt sich vor allem mit deren Auswirkungen.

Wie die Massage wird auch die Reflexzonenmassage seit Jahrhunderten als eine natürliche Heilmethode angesehen. Ihr Ursprung wird in China vermutet und sie gilt als Vorläufer der Akupunktur. Auch die Ägypter glaubten, dass durch ein Abtasten der Füße die Heilung beschleunigt und ein Wohlgefühl erzeugt werden kann. Die bildliche Darstellung solch einer Massage fand man im Grab eines Arztes aus der Zeit um 2550 v. Chr.

Anfang des 20. Jahrhunderts stieß Dr. William Fitzgerald, ein amerikanischer Hals-, Nasen-, Ohrenspezialist, auf die uralte Beziehung zwischen einer Schmerzlinderung und den Druckpunkten an Füßen und Händen. Davon ausgehend entwickelte er die Technik der „Zonentherapie". Eunice Ingham, die Assistentin eines seiner Kollegen, erweiterte diese Technik, indem sie die Verbindungen der Körperstruktur und Organe mit den Händen und Füßen aufzeichnete. Aus dieser sogenannten „Ingham-Methode" entwickelte sich die Reflexzonenmassage, die sich zunehmend größerer Beliebtheit erfreut. Sie kann von Geburt an angewendet werden und hilft, die wichtigen Bande zwischen Eltern und Baby zu knüpfen.

Massage und Reflexzonenmassage ergänzen sich und gehören zu den beliebtesten Berührungstherapien. Dr. Leboyer, Forscher auf dem Gebiet der Babymassage, sagt, dass das Berühren, Streicheln und Massieren „Nahrung für den Säugling ist". Neugeborene brauchen und genießen das. Babymassage ist Sprache in ihrer schönsten Form.

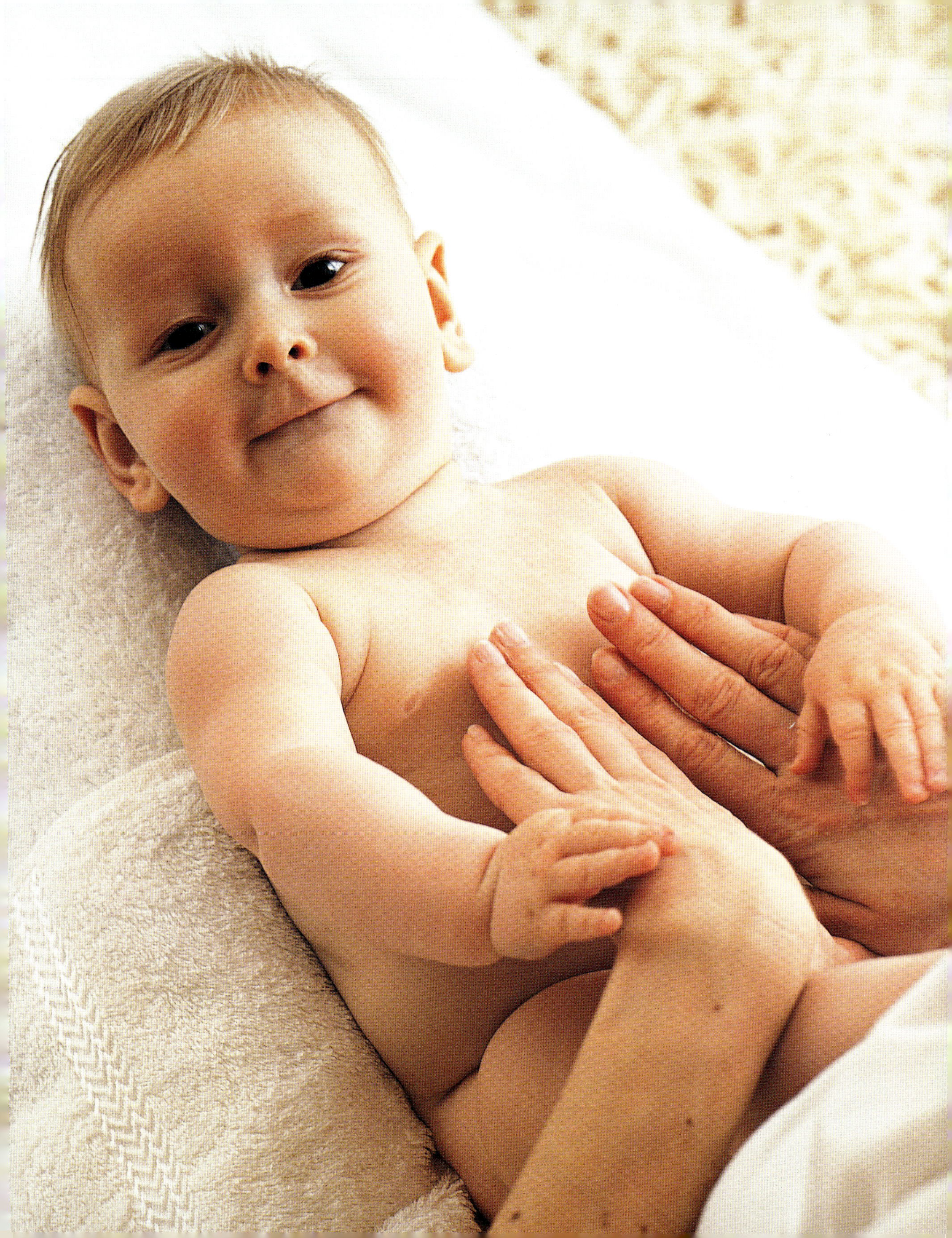

Seit Jahrhunderten ist bekannt, wie positiv sich die Berührungen beim Massieren auswirken. Die Botschaft ist klar: Berührungstherapien tun uns gut und ebnen den Weg für ein gesünderes, glücklicheres und ruhigeres Leben. Babys und Kleinkinder profitieren davon körperlich und emotional. Diese Art von Massage wirkt wohltuend und beruhigend und sollte sie während des Heranwachsens begleiten. Man weiß inzwischen sogar, dass bei Frühgeborenen durch Massage nicht nur eine stärkere Gewichtszunahme, sondern auch ein lebendigeres Verhalten erzielt werden kann.

VORTEILE DER BABYMASSAGE

KÖRPERLICHER NUTZEN

* Der Kreislauf wird angeregt. Das beschleunigt den Sauerstoff- und Nährstofftransport im Körper. Bei Neugeborenen, deren Extremitäten oft kalt sind, da ihr Kreislauf noch nicht voll funktioniert, ist das wichtig.

* Der Verdauungstrakt wird animiert, die Nahrung schneller den Darm passieren zu lassen und auszuscheiden. Das beugt Koliken und Verstopfungen vor. Außerdem werden durch die Stimulation des Hauptnervs des Verdauungstrakts (Vagus) neben Enzymen, die die Nahrung zerlegen, auch Hormone wie Glukagon und Insulin freigesetzt. Beide kontrollieren den Blutzuckerspiegel. Forschungen ergaben, dass Frühgeborene, die regelmäßig massiert wurden, die Nahrung besser aufnahmen und schneller an Gewicht zulegten als jene, die keine regelmäßige Massage erhielten.

* Die Produktion von Wachstumshormonen in der Hypophyse wird unterstützt.

* Das Lymphsystem, die Hauptverteidigungslinie des Körpers gegen Infektionen, wird aktiviert. Der bessere Lymphfluss stärkt das Immunsystem und die Widerstandskraft des Babys gegen Infekte.

* Die muskuläre Koordination wird verbessert. Das Baby kann die Gliedmaßen besser dehnen und strecken. Die Gelenke werden gelockert.

* Das zentrale Nervensystem wird angeregt. Dadurch wird die neurologische und motorische Entwicklung gefördert.

* Die Haut verbessert sich durch verstärkte Zellerneuerung. Zudem wird die Absonderung von Sebum gefördert; ein natürliches Öl, das der Haut Elastizität und Spannkraft verleiht.

* Die Genesung von spezifischen Kinderkrankheiten wie Asthma, Katarrh, Schlafstörungen, Verdauungs- und Hautproblemen, Zahnen und Ohrenschmerzen, verläuft schneller.

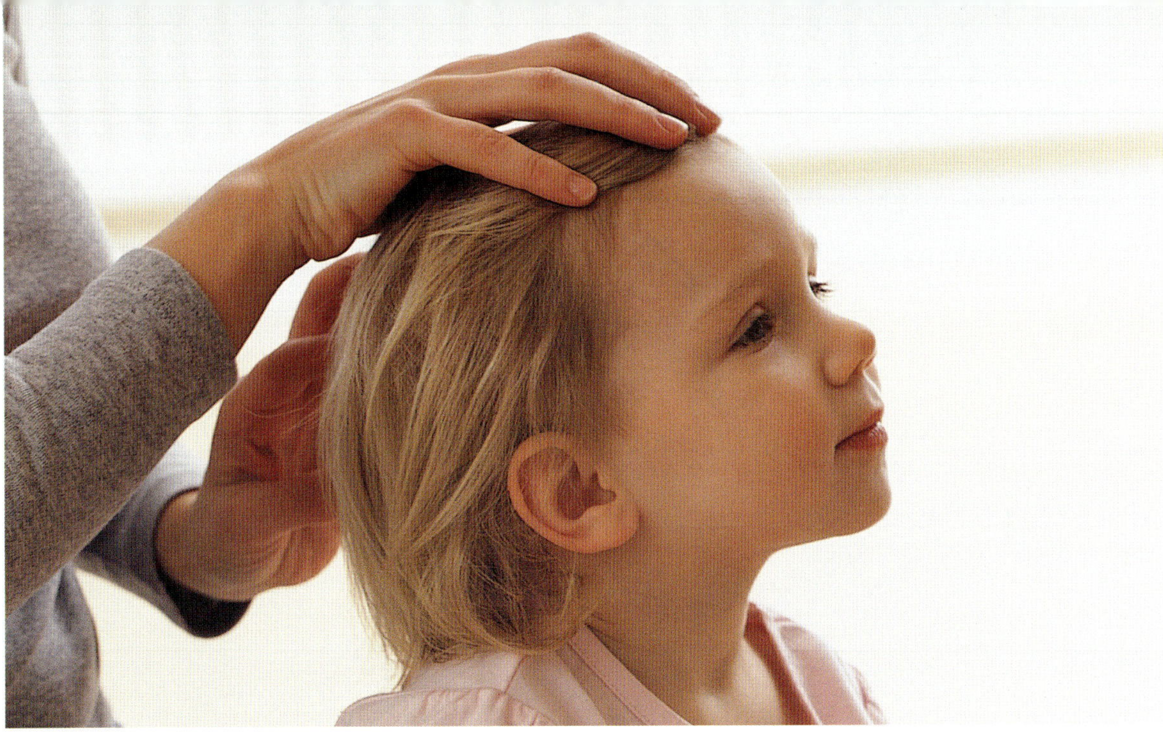

EMOTIONALER NUTZEN

* Massage regt die Ausschüttung von Endorphinen an. Das sind Glückshormone, die ein Wohlgefühl hervorrufen, aber auch Schmerzen lindern.

* Durch den körperlichen Kontakt wird das sensorische Bewusstsein stimuliert.

* Die Berührungen vermitteln ein beruhigendes Gefühl, emotionale Sicherheit und Vertrauen beim Baby.

* Massage baut durch verminderte Produktion des Stresshormons Kortisol Ängste und Traumata ab. Das ist vor allem für Babys wichtig, die zum Beispiel durch Kaiserschnitt auf die Welt kamen.

* Sie festigt das Band zwischen Eltern und Kind. Für den Vater bietet Massage eine gute Möglichkeit, Kontakt zum Kind aufzunehmen und für die Mutter, etwaige postnatale Depressionen und negative Gefühle abzubauen.

* Massage kann beruhigen und entspannen und ein Einschlafritual sein, vor allem beim Zahnen oder bei Schlaflosigkeit.

KOMBINATION MIT REFLEXZONENMASSAGE

Die Reflexzonenmassage ist die perfekte Ergänzung zu einer Massage. Diese Art Berührung konzentriert sich mit einfachen Techniken auf spezifische Problemzonen des Körpers. Dabei werden die beruhigenden Aspekte des Berührens mit den Händen mit der Heilwirkung kombiniert, die durch die Stimulation der Reflexpunkte auf den Fußsohlen entsteht.

Wenn Sie so weit sind, dass Sie die Fußmassage einsetzen können (siehe Seite 60–61), sollten Sie auch die Reflexzonenmassagetechniken anwenden.

Die Reflexzonenmassage können Sie von der Geburt Ihres Babys an mit dem gleichen körperlichen und emotionalen Nutzen einsetzen wie die Massage.

Finden Sie den richtigen Zeitpunkt für die Massage Ihres Babys, damit es sie voll genießen kann. Wenn Sie einige Grundregeln beachten, stärkt das Ihr Selbstvertrauen und Ihr Baby wird sich noch mehr entspannen. Wichtig ist, dass Sie es nur massieren, wenn es gesund ist. Sollte es teilnahmslos wirken oder sich unwohl fühlen, gehen Sie vorher mit ihm zum Arzt. Nur wenn die Eltern und das Baby entspannt und ausgeglichen sind, kann die Massage zu einem schönen Erlebnis werden, auf das sich alle gleichermaßen freuen.

WAS SIE TUN SOLLTEN

MASSAGE-CHECKLISTE

Folgendes ist zu beachten:

Das sollten Sie tun

* Holen Sie sich vor der Massage die Zustimmung Ihres Babys ein. Achten Sie dabei auf seine verbalen oder nonverbalen Zeichen.

* Wenn Ihr Baby keine positive Reaktion zeigt, versuchen Sie es später noch einmal.

* Lassen Sie den Zeitpunkt der Massage zur festen Routine werden, den das Baby jedesmal ungeduldig erwartet.

* Holen Sie sich professionellen Rat, wenn sich Ihr Baby unwohl fühlt. Die Massage soll zwar die Kräfte des eigenen Körpers zur Heilung aktivieren, sie ersetzt aber keine ärztliche Behandlung.

* Unterbrechen Sie die Massage und beruhigen Sie Ihr Baby, wenn es quengelig wird.

Das sollten Sie nicht tun

* Setzen Sie keine Massage ein, bevor Ihr Baby gründlich untersucht worden ist. Das erfolgt in der Regel im Alter von 6 bis 8 Wochen. Ausnahmen sind maßgeschneiderte Massagen für Früh- oder Neugeborene.

* Keine Massage, wenn das Baby müde oder hungrig ist. Ideal: 1 bis 1½ Stunden nach dem Füttern.

* Massieren Sie nicht, wenn das Baby in der Woche vorher geimpft wurde oder noch darunter leidet.

* Keine Massage bei Hautausschlag, Infektion oder bei Einnahme von Medikamenten.

* Massieren Sie das Baby nicht, wenn es Gelenkprobleme, spröde Knochen oder Brüche hat.

* Massieren Sie das Baby nicht gegen seinen Willen und wecken Sie es nicht aus dem Schlaf.

CHECKLISTE FÜR DIE REFLEXZONENMASSAGE

Das sollten Sie tun

* Nur leichten Druck bei der Massage ausüben.

* Verlassen Sie sich auf Ihren Instinkt.

* Betrachten Sie das Ganze als ein Spiel.

Das sollten Sie nicht tun

* Beschäftigen Sie sich mit den Füßen Ihres Babys nicht länger als 10 Minuten. Massieren Sie aber auch nicht zu hastig.

* Vermeiden Sie starken Druck.

Vergessen Sie nicht, dass auch Sie, der Masseur, entspannt und natürlich gesund sein sollten.

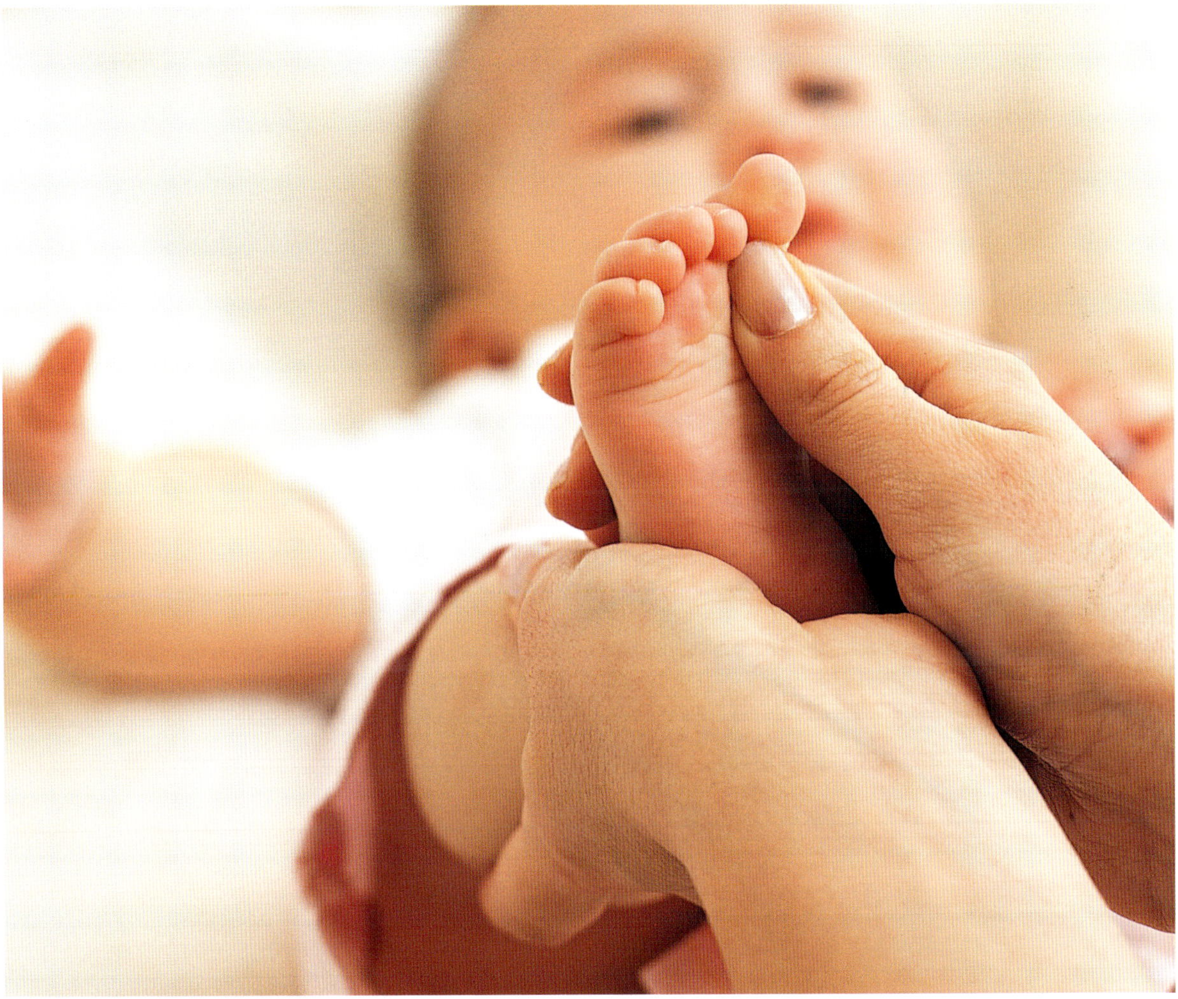

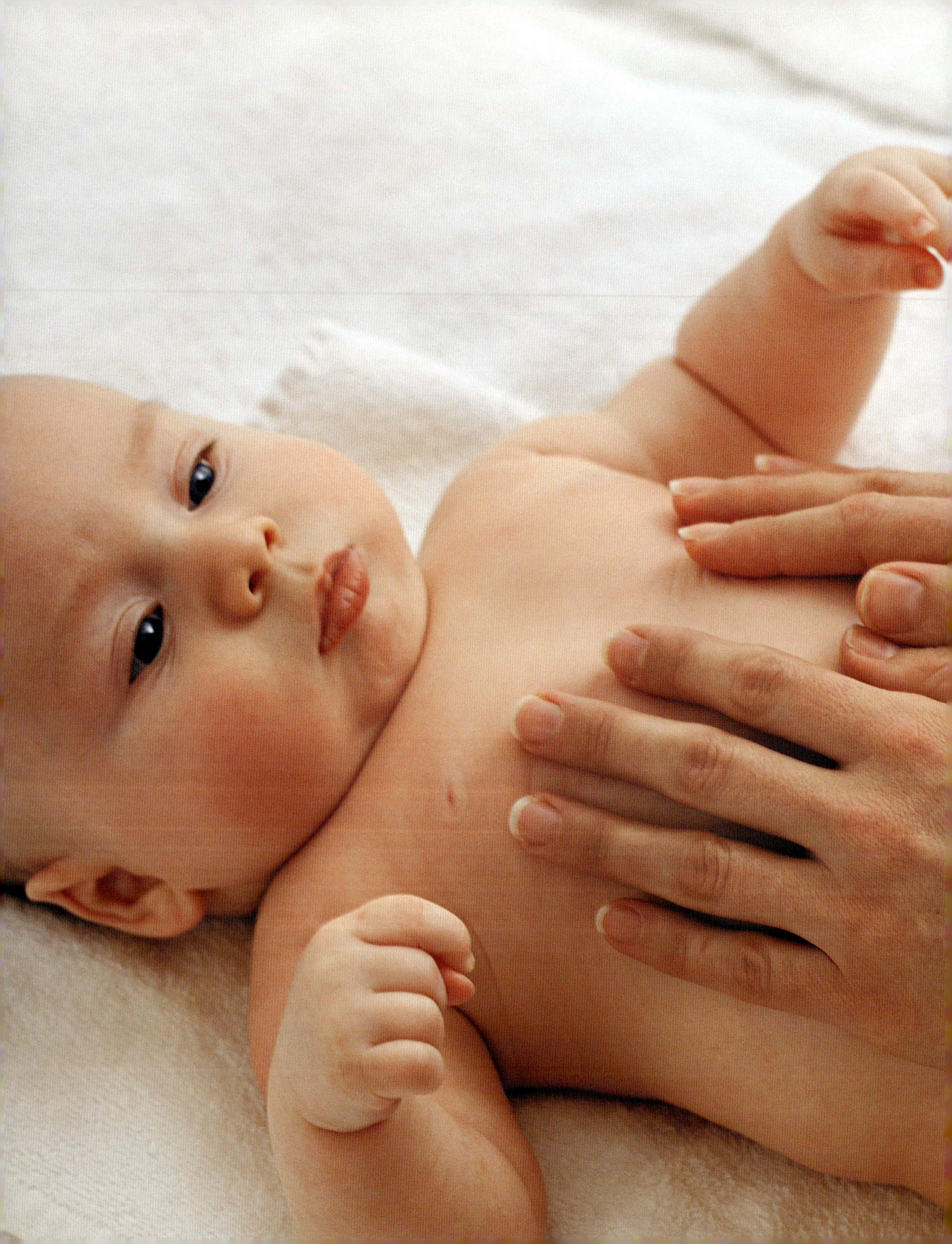

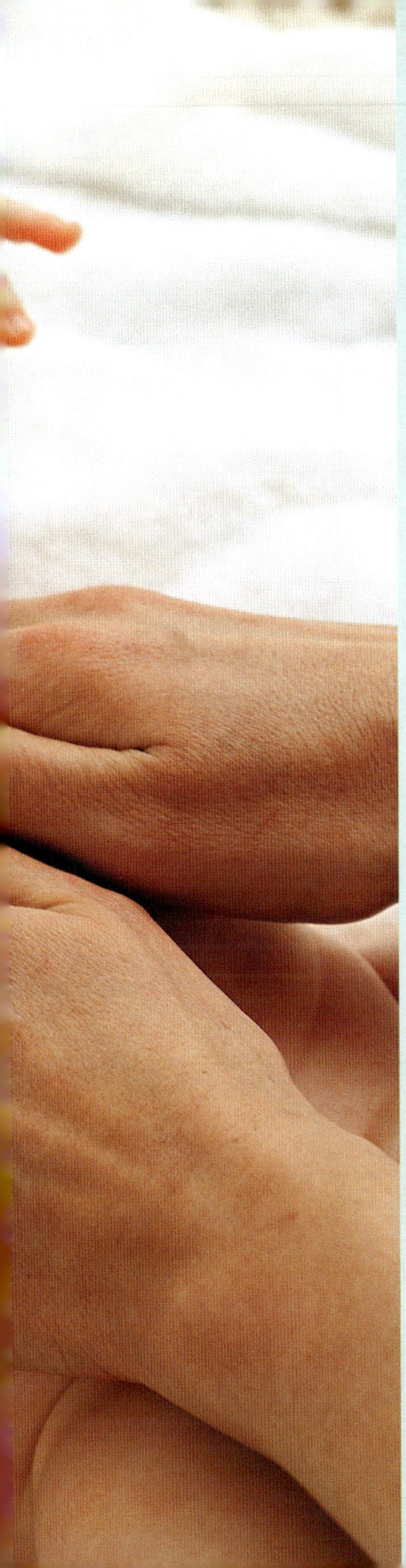

ES GEHT LOS

MASSAGE

Babys oder Kleinkinder zu massieren, ist gar nicht so einfach, denn oft wollen sie aktiv mitwirken. Eine gute Vorbereitung ist die Voraussetzung für eine entspannte Atmosphäre, die wiederum ausschlaggebend für den Erfolg jeder Berührungstherapie ist. Nur so kommt es zu einer positiven Erfahrung, die alle gerne wiederholen möchten.

VORBEREITUNG

DIE UMGEBUNG

Wählen Sie einen Bereich Ihrer Wohnung aus, in dem Sie sich gerne aufhalten und lassen Sie hier regelmäßig die Massage stattfinden. So assoziiert Ihr Baby die Umgebung mit Berührung. Sie sollten dabei genügend Bewegungsspielraum haben und nicht von gefährlichen Gegenständen oder Geräten eingeengt werden. Entfernen Sie alles, was auf Ihr Kind fallen könnte, etwa heiße Getränke oder Kerzen.

Der Raum sollte warm und nicht zugig sein, da sich der Körper eines Babys viel schneller abkühlt als der eines Erwachsenen. Gleichmäßige 26 Grad sind ideal. Eine künstliche Beleuchtung sollte weich und angenehm für die Augen sein.

Wichtig ist, dass Ruhe und Frieden herrschen. Sorgen Sie dafür, dass Sie weder vom Fernseher, Radio, Telefon noch von irgendeinem Haustier gestört werden.

Sie können aber im Hintergrund gerne sanfte Musik laufen lassen. Das wirkt wohltuend auf die Atmosphäre und beruhigt Sie und Ihr Baby.

DER MASSEUR

Tragen Sie bequeme Kleidung und waschen Sie sich die Hände. Wärmen Sie sie etwas an. Nehmen Sie Schmuck und Uhr ab und achten Sie darauf, dass Sie keine rauen Hautstellen oder eingerissene Fingernägel haben. Damit könnten Sie die zarte Babyhaut verletzen. Legen Sie sich Haushaltspapier bereit, um überschüssiges Öl von den Händen entfernen zu können. Bleiben Sie konzentriert, aber entspannt und massieren Sie in rhythmischen und fließenden Bewegungen.

DAS BABY

Bei einer Ganzkörpermassage sollte Ihr Baby am besten unbekleidet sein. Sie können ihm jedoch die Windeln anlassen, bis es sich entspannt hat. Sobald Ihr Baby nackt ist, säubern Sie seine Haut, vor allem rund um den Windelbereich. Legen Sie sich genügend warme, weiche Handtücher bereit, um es warm zu halten. Außerdem sollten eine Windel und ein Tuch griffbereit sein, falls ein Missgeschick passiert und Sie rasch handeln müssen.

Beim Massieren ist es wichtig, eine bequeme Stellung zu wählen, die während der ganzen Massage beibehalten werden kann. Sie sollten den Rücken gerade halten oder abstützen, um bequem sitzen zu können. Wenn Ihr Baby wächst, werden Sie intuitiv die Position so verändern, dass sie für Sie beide angenehm ist.

POSITIONEN

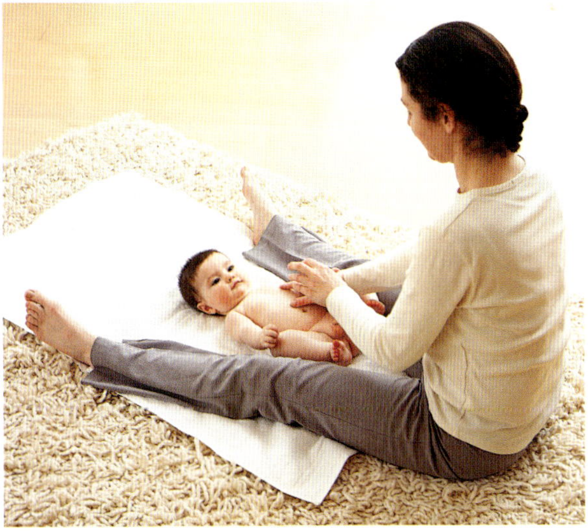

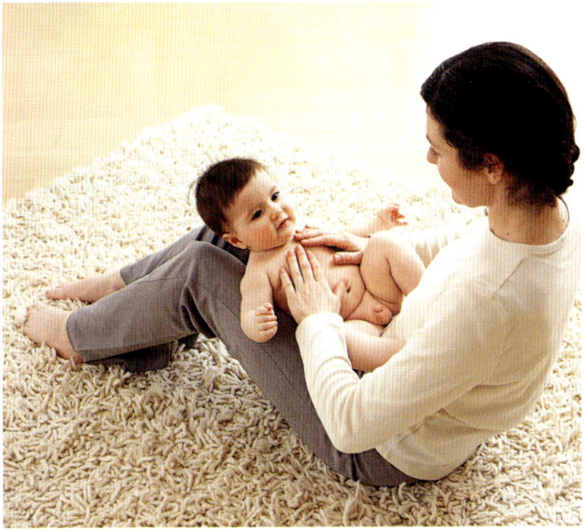

SITZEN

Das Baby liegt rücklings vor Ihnen auf einem Handtuch auf dem Boden. Wenn Sie sitzen und die Beine auf beiden Seiten des Babys ausgestreckt haben, sollten Sie den Rücken an einer Wand oder vielleicht einer Couch abstützen. Sie können sich aber auch auf den Rand eines Kissens setzen und die Beine spreizen oder übereinanderschlagen. Eine andere Variante wäre, die Füße flach auf den Boden zu stellen, die Knie anzuwinkeln und das Baby auf die Oberschenkel zu legen.

Achten Sie darauf, dass Sie sich aus diesen Positionen bequem vorbeugen können, ohne den Rücken zu verspannen.

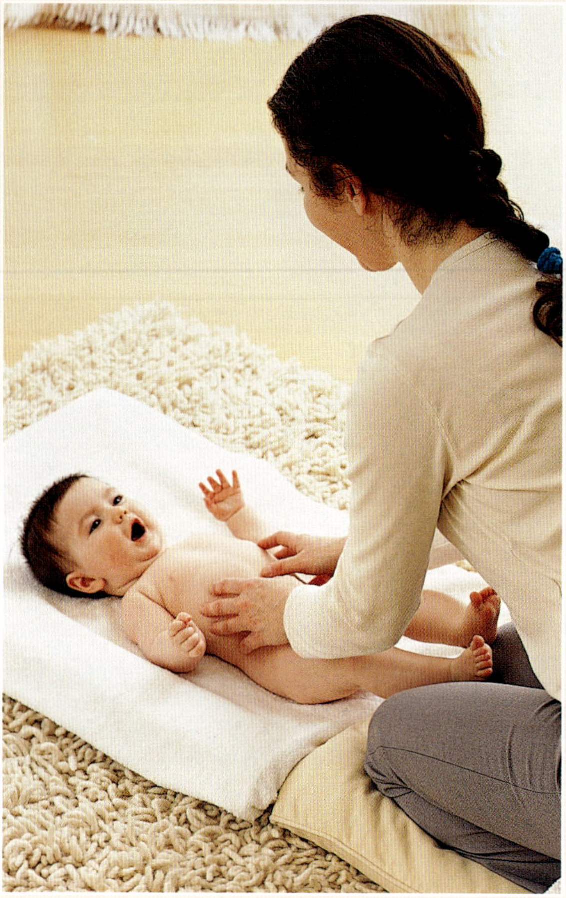

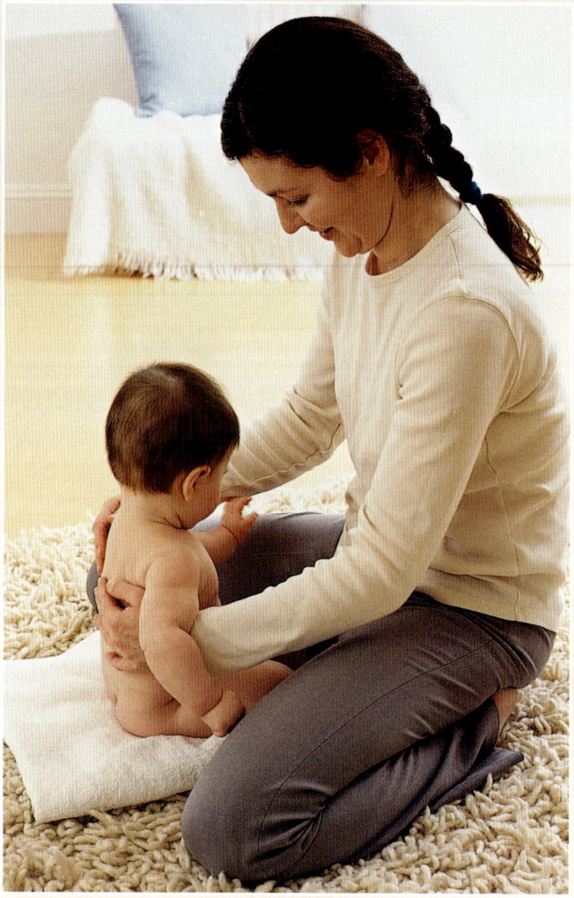

KNIEN

Legen Sie sich ein Kissen oder Handtuch unter die Knie und eines zwischen Gesäß und Füße. Dann setzen Sie sich mit ganz entspannten Armen und Schultern bequem zurück. Für eine Ganzkörpermassage knien Sie sich am besten vor das Baby. Ein Kleinkind können Sie auch zwischen Ihre Knie setzen, damit es Halt findet.

MIT UNTERSTÜTZUNG

Nach zwei bis drei Monaten sind Hals und Schultern Ihres Babys kräftig genug, um den Kopf in einer Linie mit der Brust zu halten. Wenn Ihr Baby so weit ist, können Sie es zum Massieren aufsetzen. Sie befinden sich in kniender Haltung und platzieren es vor sich, so dass es Sie ansieht. Babys Füße sind geschlossen und die Knie nach außen gerichtet. Dann legen Sie einen Arm um seinen Rücken, um es zu stützen. Die andere Hand brauchen Sie für die Massage.

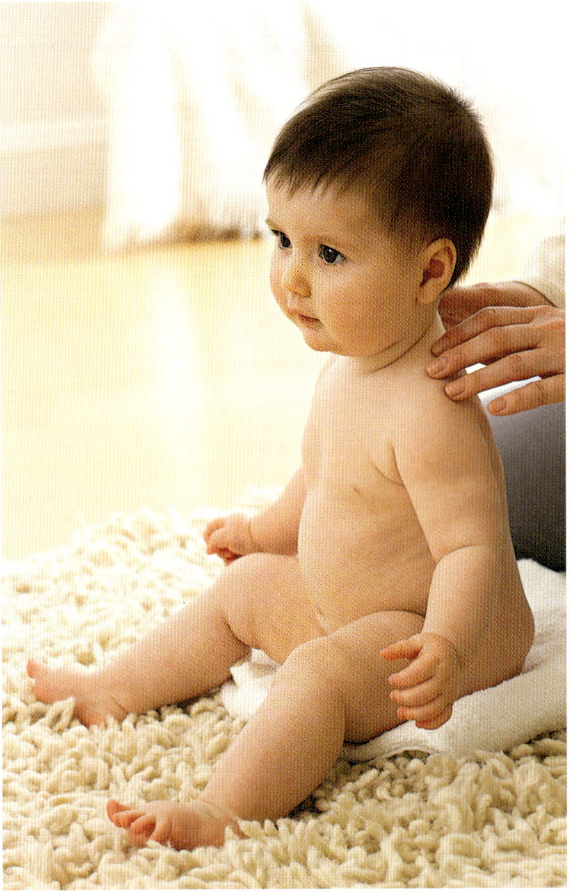

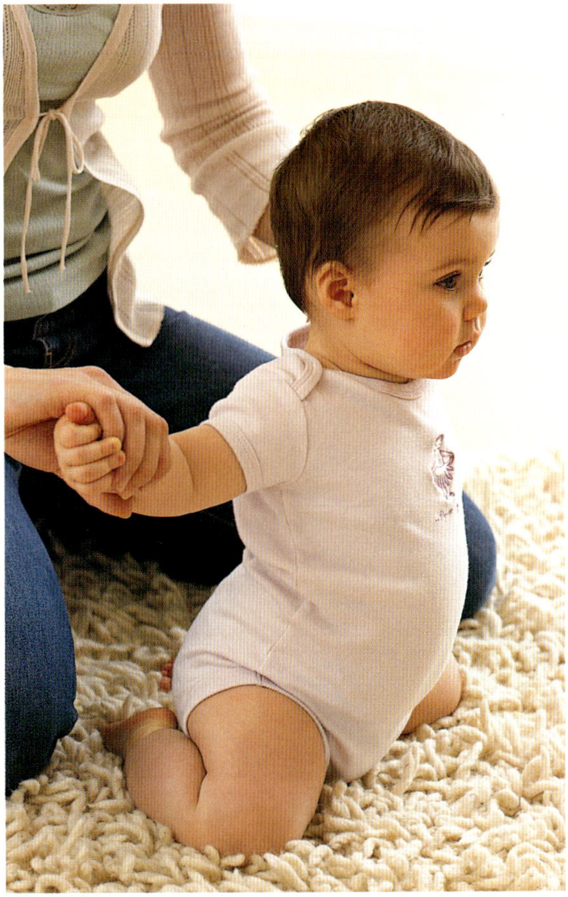

OHNE UNTERSTÜTZUNG

Kann das Baby erst einmal mit Ihrer Hilfe sitzen, schafft es das auch bald allein. Ab etwa dem siebten Monat sind Babys dazu in der Lage; sie können sich dann aus einer liegenden Position aufrichten und auf ihren Händen und Armen abstützen. In der knienden Position setzen Sie das Baby mit dem Rücken zwischen Ihre Knie, um ihm Halt zu geben und es, falls nötig, zu stützen. Sie können jetzt den einen oder anderen Massagegriff variieren und sich darauf konzentrieren, was in dieser Position am wohltuendsten ist.

ORIENTALISCHER STIL

In kniender Position setzen Sie Ihr Baby zwischen Ihre Knie. Es zeigt Ihnen den Rücken und kniet mit untergeschlagenen Beinen vor Ihnen. Wenn das Baby erst einmal das Übergangsstadium zwischen Sitzen und Krabbeln erreicht hat, empfindet es diese Position als viel natürlicher und wird sich intuitiv mit geschlossenen Knien nach hinten auf seine Füße setzen. Sollte es in dieser Position die Füße nach außen stellen, ermuntern Sie es, sie nach innen zu drehen. Das ist gesünder für die Entwicklung der Hüften und Knie. In dieser Haltung zu massieren, ist allerdings eine Herausforderung, da kein Baby lange still hält.

Wenn Sie die Haut Ihres Babys massieren, benötigen Sie dazu ein Gleitmittel (Massagemittel), damit Ihre Hände über die Haut streichen können, ohne dass dabei der Fluss der Massagestriche unterbrochen werden muss. Das ist bei der Babymassage ganz besonders wichtig, da die Babyhaut sehr zart und leicht verletzbar ist. Im Handel sind viele Arten von Massagemitteln erhältlich, einige von ihnen sind ganz speziell für Säuglinge hergestellt. Wählen Sie ein für Ihr Baby geeignetes Mittel aus, das in der Anwendung auch einfach ist.

MASSAGEMITTEL

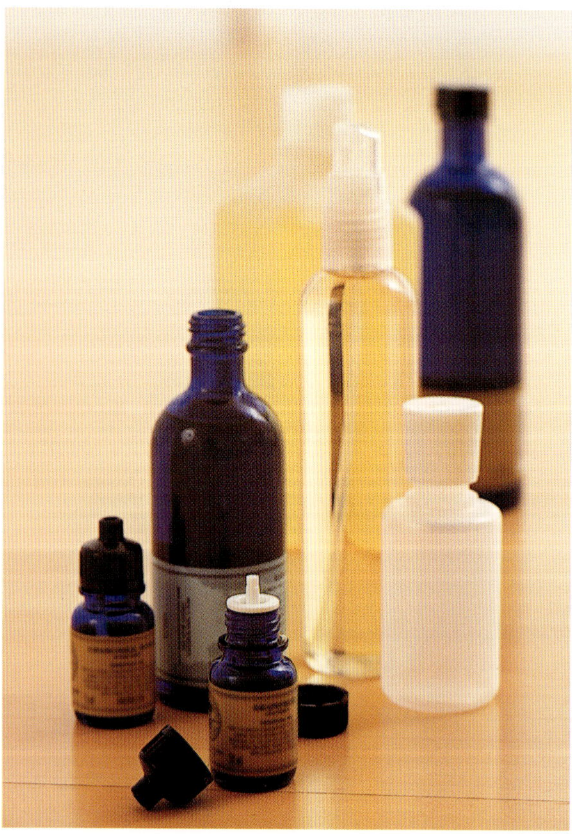

Babyhaut ist sehr empfindlich und anfällig für Allergien. Deshalb sollten Sie das Mittel vor Gebrauch erst testen. Verteilen Sie ein wenig davon auf einem kleinen Hautbereich Ihres Babys und prüfen Sie nach einer halben Stunde, ob eine Reaktion stattgefunden hat. Wenn das der Fall ist, wechseln Sie das Mittel.

ÖLE

Die von Ihnen verwendeten Öle sollten rein sein. Natürliche Öle ziehen schnell in die Haut ein und müssen während der Massage meist noch einmal aufgetragen werden. Kalt gepresstes Pflanzenöl ist reich an Vitaminen und Mineralstoffen und deshalb am wirksamsten. Klare Babyöle sind ungeeignet. Denn es sind Mineralöle, die nicht von der Haut absorbiert werden. Sie sollen die Feuchtigkeit bewahren und fungieren wie ein Schutzschild auf der Hautoberfläche.

Mandelöl ist leicht und empfiehlt sich besonders für trockene und entzündete Haut. Das milde Traubenkernöl gehört mit zu den reinsten

Ölen und wird schnell von der Haut absorbiert. In Indien verwenden Mütter bevorzugt Kokosöl für die Babymassage. Fraktioniertes Kokosöl wird bei Frühgeborenen eingesetzt, da sie noch keine Allergene besitzen. Jojoba-, Sonnenblumen- und Olivenöl eignen sich ebenfalls. Sie sind alle nicht teuer und überall erhältlich. Speziell für Babys und Kleinkinder werden Massage-Mischöle angeboten, die jedoch nicht für Babys unter drei Monaten empfehlenswert sind. Sie sind nur für Spezialfälle gedacht und man sollte genau den Anwendungshinweisen folgen.

CREMES

Massagecremes unterstützen nicht nur die Gleitbewegungen, sondern nähren auch trockene Haut. Eine leichte, Vitamin-E-haltige Creme ist ideal. Wenn Sie bereits eine Spezialcreme wegen eines Hautproblems verwenden, können Sie diese als Massagemittel einsetzen und die tägliche Creme-Behandlung mit einer Massage verbinden.

GELS UND LOTIONEN

Beides sind Alternativen zum Öl, wobei Gels auf Ölbasis und Lotionen auf Wasserbasis hergestellt werden. Das heißt, Sie brauchen nur wenig davon beim Massieren. Rückstände müssen sehr sorgfältig entfernt werden, da diese Mittel glitschiger sind als Öle und Cremes.

WACHSE UND SALBEN

Organisches Bienenwachs ist ein relativ neues Massageprodukt. Sie können es pur anwenden oder als eine im Handel erhältliche Mischung aus ätherischen Ölen. Propolis, eine natürliche Substanz in den Bienenwaben, wird oft als „natürliches Antibiotikum" bezeichnet. In Salbenform nährt es die Haut, hilft bei Windelausschlag und Hautproblemen, die häufig bei Babys auftreten.

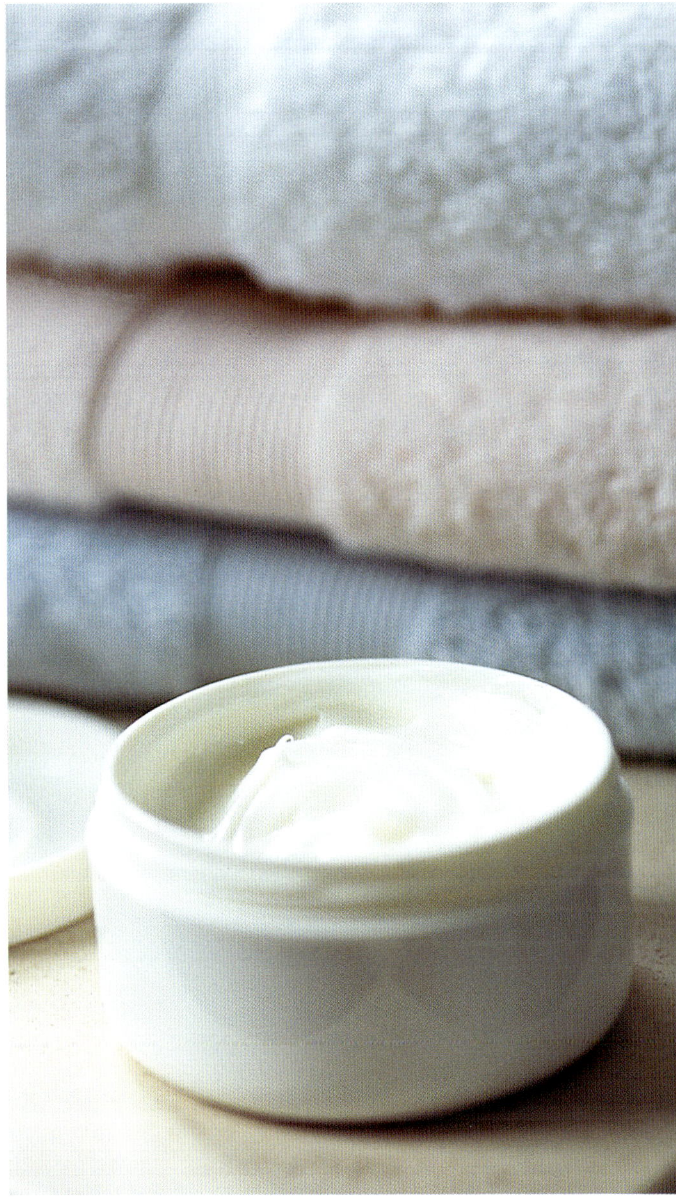

HINWEIS

Das Massagemittel sollte während der Massage in einem sicheren Behältnis griffbereit in der Nähe stehen.

Für Babys verwenden wir die Hauptgriffe der Schwedischen Massage: die Effleurage-Technik (Streichen), Petrissage-Technik (Drücken), Tapotement-Technik (Klopfen) und Reiben und Dehnen. Alle Bewegungen können verschieden schnell und kräftig ausgeführt werden. Eine gute Massage zeichnet sich jedoch durch gleichmäßig fließenden Rhythmus aus. Grundsätzlich wird in Richtung des Herzens massiert und dem Blutfluss durch die Adern folgend. Druck wird beim Aufwärtsstrich ausgeübt, nicht beim Zurückstreichen. Bevor Sie beginnen, wärmen Sie Ihre Hände.

GRUNDTECHNIKEN

EFFLEURAGE

Diese Technik ist am einfachsten auszuführen. Sie erhielt ihren Namen von dem französischen Wort *effleurer*, das „leicht berühren" bedeutet. Sie führen diesen weichen, gleitenden Massagestrich mit der flachen Hand aus und halten dabei die Finger geschlossen. Bei einem größeren Baby können Sie mit beiden Händen gleichzeitig streichen. Ist das Baby noch sehr klein, sollten Sie besser nur die Finger statt der ganzen Hand einsetzen. Drücken Sie am Anfang nur ganz sanft auf. Sie können den Druck mit der Zeit verstärken, wenn sich das Baby an die Massagen gewöhnt hat. Dieser Griff kann auch mit der hohlen Hand ausgeführt werden und empfiehlt sich besonders für Arme und Beine.

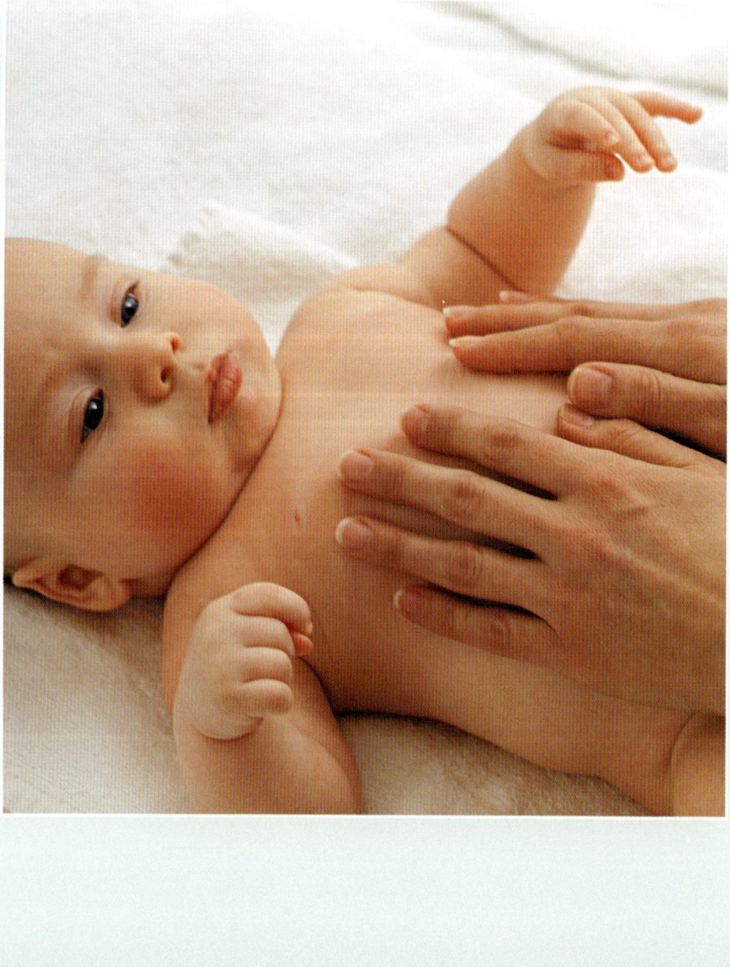

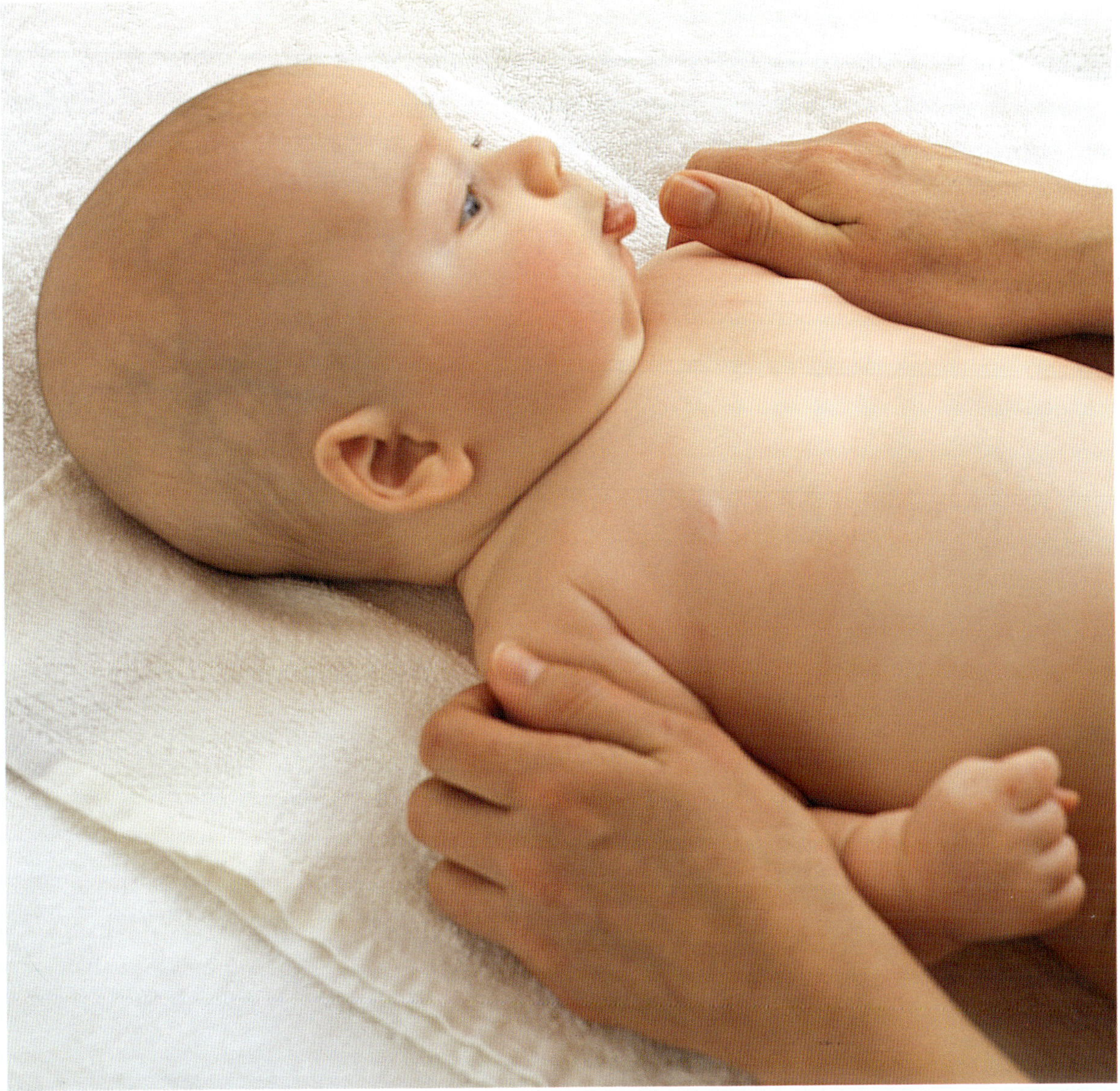

PETRISSAGE

Das ist die Bezeichnung von Massagegriffen, die das Gewebe drücken, pressen und rollen. Sie kommt vom französischen Wort *petrir*, das „kneten" bedeutet. Sie können die Griffe mit einer Hand oder beiden Händen ausführen, in kleineren Bereichen auch mit den Daumen und Fingern – jedoch nicht auf den fleischigeren Teilen des Babykörpers, es sei denn, das Gewebe dort ist schon fest genug.

TAPOTEMENT

Diese Massage besteht aus Klopfgriffen, so genannt wegen des Geräusches, das sie erzeugen, und umfasst Hacken, Klatschen und Massieren mit der hohlen Hand. „Tapotement" kommt vom französischen *tapoter*, was „klopfen" bedeutet. Die Griffe werden mit raschen, rhythmischen Bewegungen ausgeführt, man braucht weder Öl noch Creme dazu. Beim Tapotement werden die Fingerseiten, die hohle Hand und Daumen und Fingerspitzen eingesetzt.

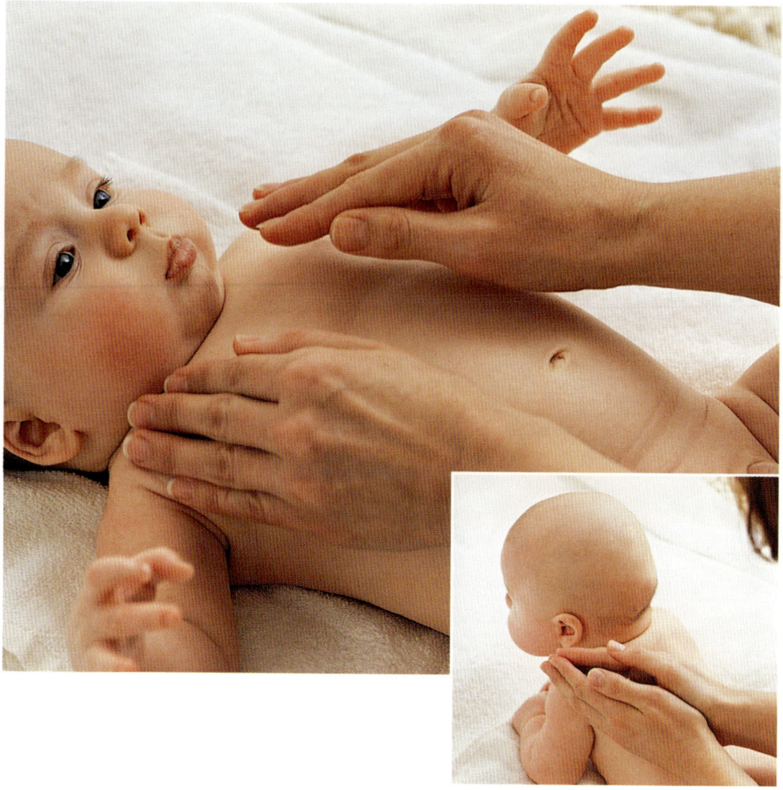

REIBEN

Die sehr konzentrierten Bewegungen erfolgen mit den Finger-, Daumen- oder Handballen. Sie werden oft mit einer Hand und wenig oder gar keiner Gleitbewegung ausgeführt, sodass weder Öl noch Creme vonnöten sind. Bei der Babymassage wenden Sie, im Gegensatz zu den kräftigen Massagegriffen bei Erwachsenen, nur leichten Druck an, in der Regel in Form einer Kreisbewegung.

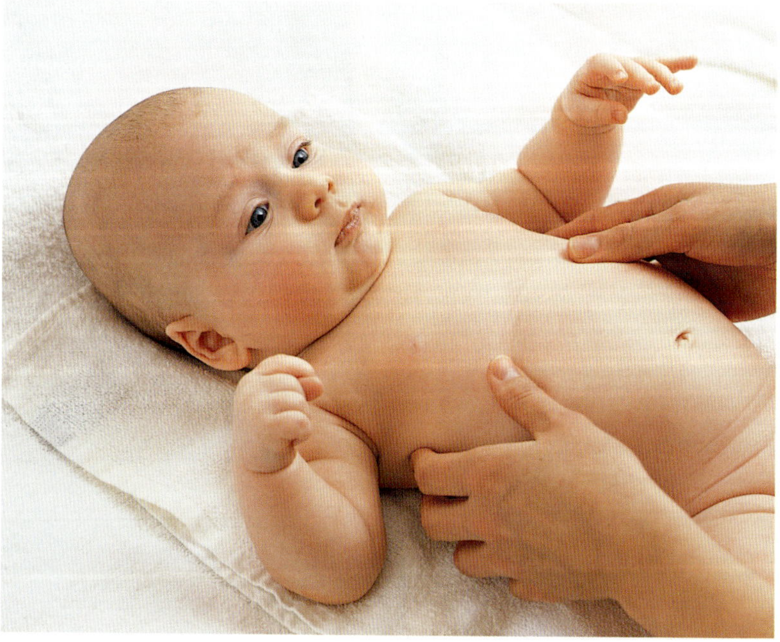

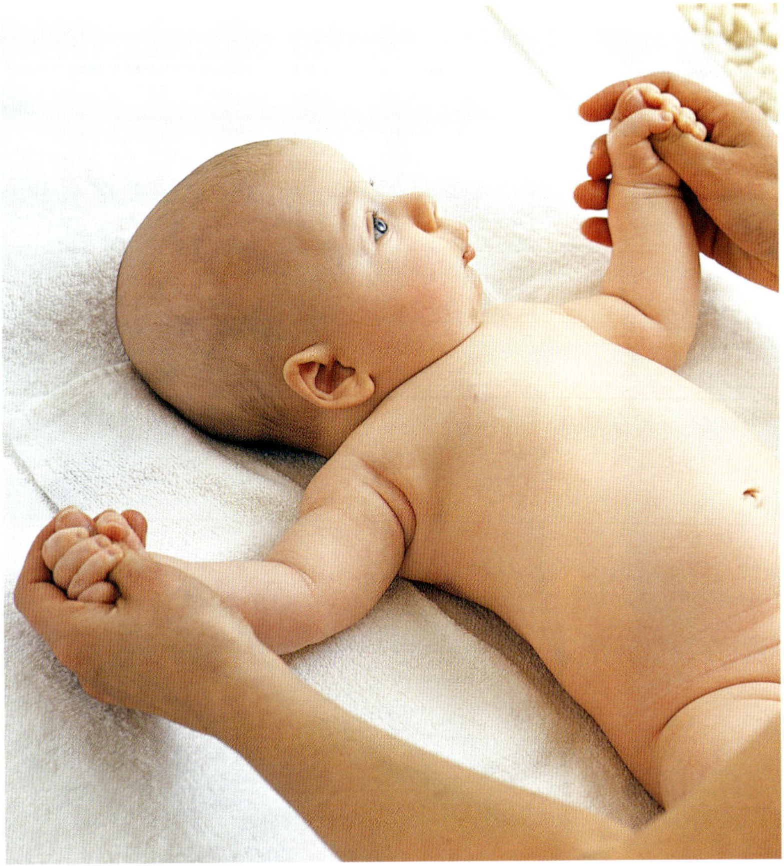

MASSAGEGRIFFE

Jeder Massagegriff verfügt über bestimmte Eigenschaften. Die Effleurage-Technik ist ein entspannender, besänftigender Griff, mit dem die Massage beginnt und der dem Auftragen des Massagemittels dient. Er steigert auch die Blutzirkulation. Die Petrissage-Technik und das Reiben entspannen die Muskeln und beschleunigen den Nährstofffluss und die Beseitigung von Abfallstoffen. Dehnungsübungen erhöhen die Beweglichkeit und Elastizität der Gelenke und sorgen für Spaß und Abwechslung bei der Massage.

DEHNUNGEN

Bei der Babymassage ist es sehr wichtig, dass ein sanftes Stretching nur dann angewendet wird, wenn das Baby ganz entspannt ist. Außerdem sollte die Übung am besten ans Ende einer Massage gesetzt werden. Sehen Sie davon ab, wenn Ihr Baby Gelenkprobleme hat.

REFLEXZONEN

Das Ziel der Reflexzonenmassage ist es, im Körper Blockaden des Energieflusses festzustellen und zu beseitigen, um die natürliche Fähigkeit des Körpers zur Selbstheilung zu aktivieren. Neben der Beschleunigung des Energieflusses und der Beseitigung von Giftstoffen übt diese Art Massage eine stark beruhigende Wirkung auf den Körper aus.

WIE SIE FUNKTIONIERT

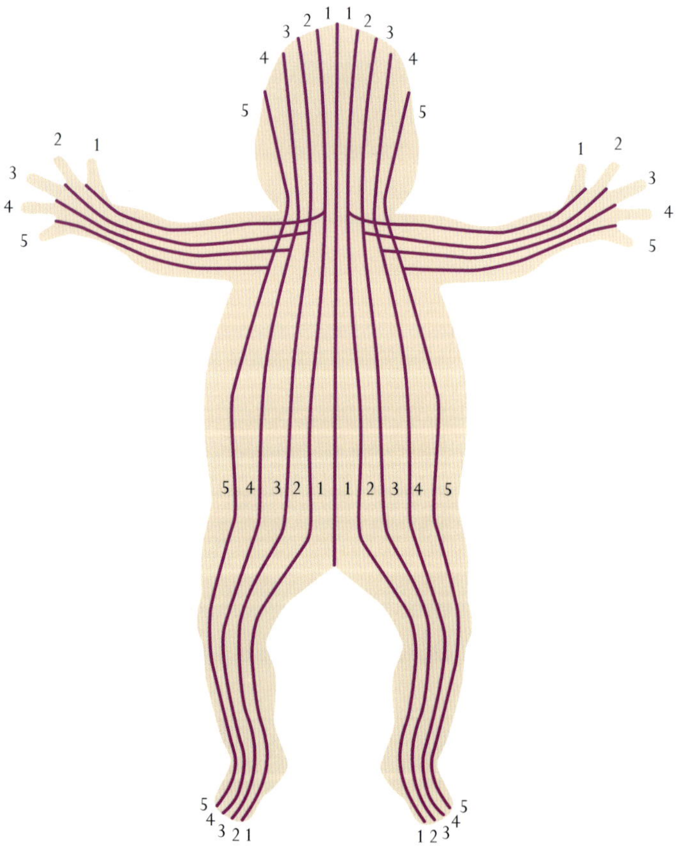

ZONEN

Die Reflexzonenmassage basiert auf der Einteilung des Körpers in zehn Energiezonen, die vom Kopf zu den Zehen hinunterlaufen und von den Armen in die Hände. Die Chi-Energie fließt durch diese Zonen.

REFLEXPUNKTE

Die Organe und Organsysteme des Körpers spiegeln sich in Reflexpunkten auf den Fußsohlen wider (siehe Seite 26–29). Anhand dieser Punkte finden wir Körperbereiche mit unausgewogener Energie. Raupenartige Bewegungen oder gleitende Striche des Daumens oder eines Fingers sowie leichter Druck auf die Zonen ermöglichen es, Blockaden festzustellen. Diese drücken sich in Form von Beschwerden und kristallinen Ablagerungen aus. Eine allgemeine Reflexzonenmassage beeinflusst auch die kleineren Punkte wirksam, die auf den winzigen Fußsohlen nicht feststellbar sind.

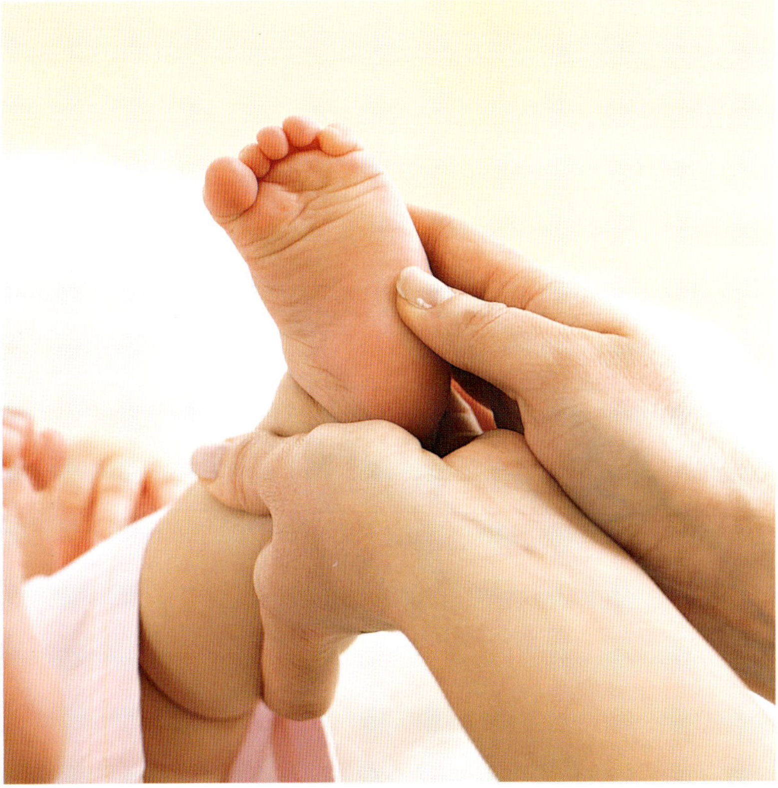

NUTZEN

Die Stimulierung der Reflexzonen hat eine starke Wirkung auf das Nervensystem. Sie entspannt es und bringt es wieder ins Gleichgewicht. Wenn das Nervensystem über die Reflexzonen stimuliert wird, übt das einen beruhigenden Einfluss auf die inneren Organe und Muskelfunktionen aus.

MASSAGEMITTEL

Die meisten Anwender der Reflexzonenmassage verwenden Puder, um die Bewegung der Finger und des Daumens auf der Fußsohle abzudämpfen. Das ist ideal, wenn es um eine reine Reflexzonenmassage geht. Integrieren Sie sie jedoch in eine normale Massage, können Sie ebenfalls ein gutes Öl verwenden, allerdings in minimaler Menge. Sollte Ihr Baby an einem Ekzem oder einer Schuppenflechte leiden, empfiehlt sich eine leichte Feuchtigkeitscreme. Aber immer nur eine kleine Menge. Zu viel beeinträchtigt die Wirkung der Reflexzonenmassage und macht sie für Mutter und Baby weniger angenehm.

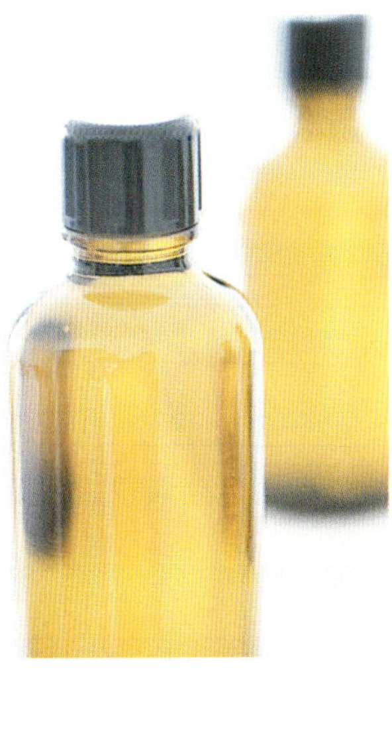

HINWEIS

Ideal an der Reflexzonenmassage ist, dass sie leicht erlernbar und schnell anwendbar ist und außer Socken nichts abgelegt werden muss. Sie kann überall durchgeführt werden.

Die folgenden Abbildungen helfen Ihnen, die Hauptreflexpunkte eindeutig zu identifizieren, um kleinere Beschwerden Ihres Babys behandeln zu können. Sobald Sie die Grundtechniken der Reflexzonenmassage beherrschen (dargestellt auf Seite 30–35), können Sie diese Reflexpunkte integrieren, um eine maximale Wirkung zu erzielen. Beziehen Sie alle Punkte mit ein, wenn Sie eine Reflexzonenmassage für den ganzen Körper durchführen wollen. Oder wählen Sie bestimmte Punkte, um spezielle Beschwerden zu behandeln, wie sie auf den Seiten 82–109 vorgestellt werden.

REFLEXPUNKTE

ZONEN

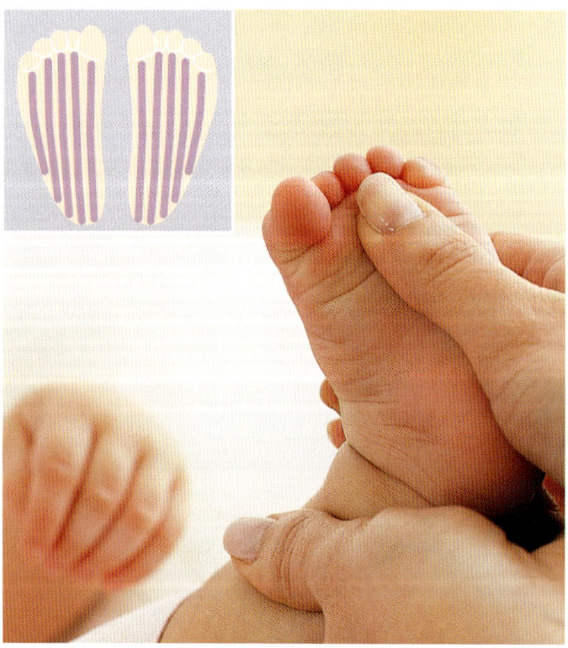

WIRBELSÄULE

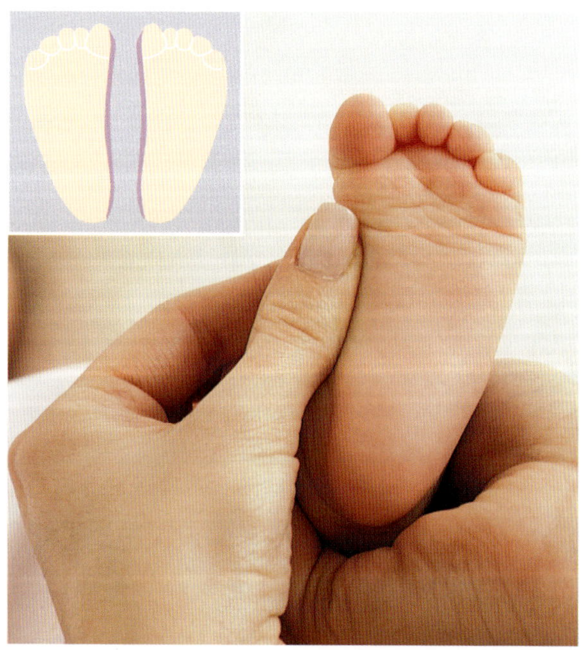

KOPF

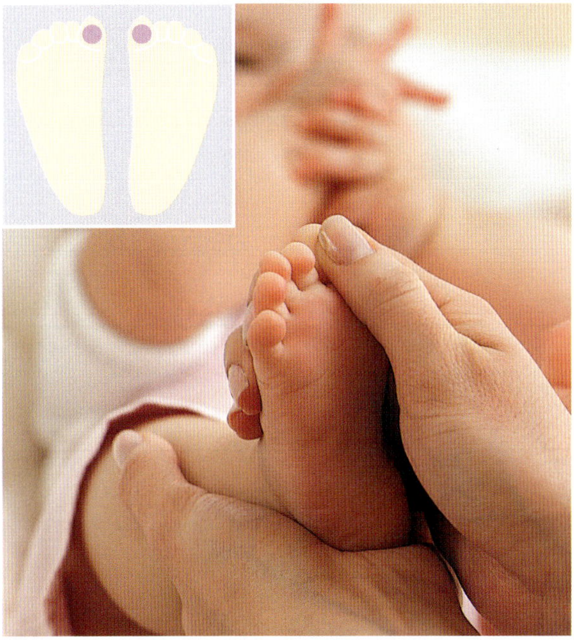

NEBENHÖHLEN

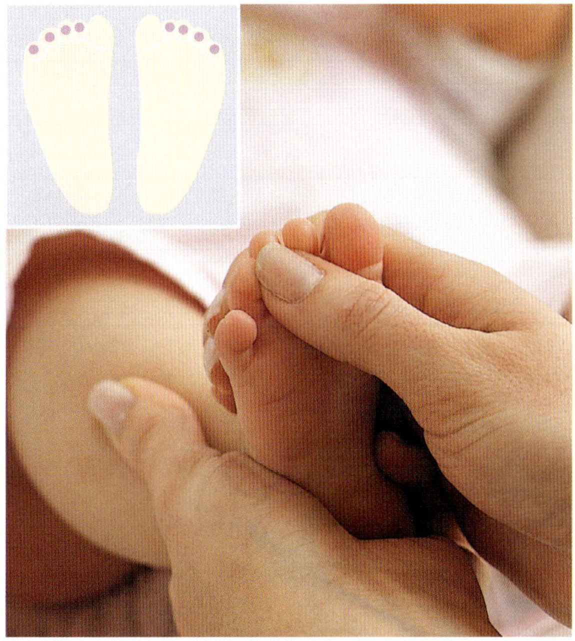

ZÄHNE

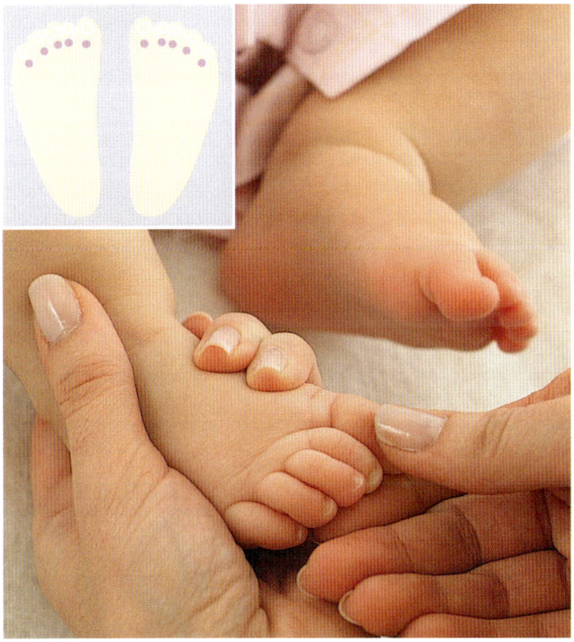

OHREN

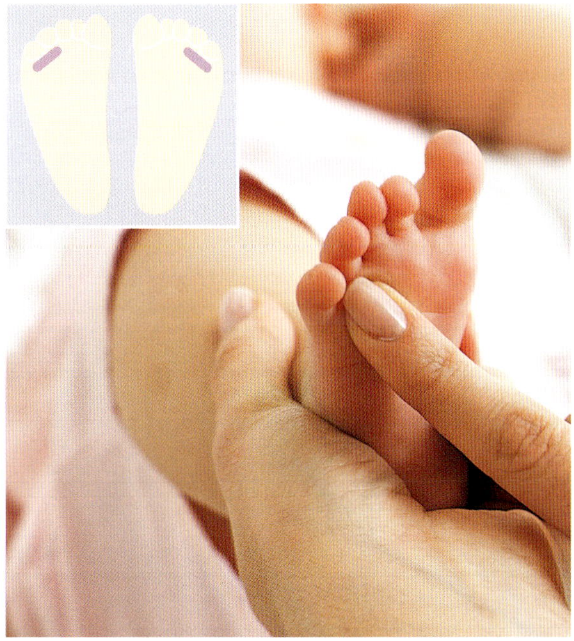

OHRTROMPETE

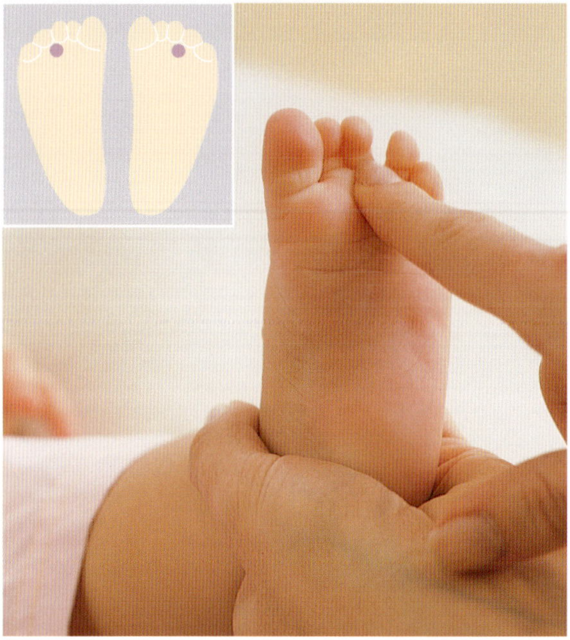

LYMPHGEFÄSSE

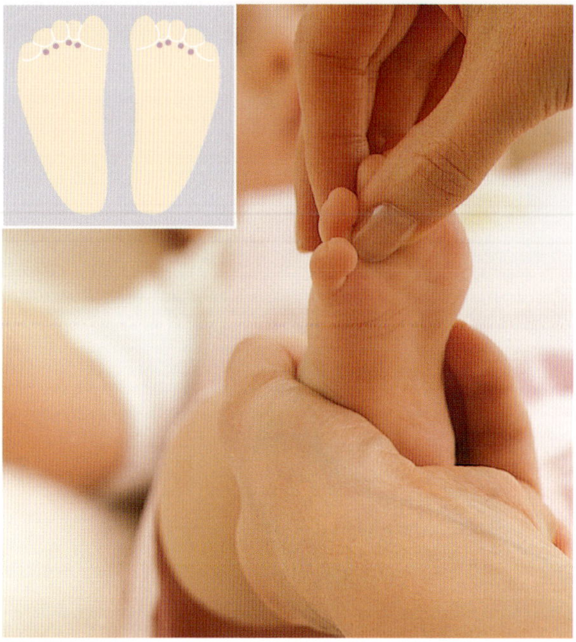

LUFTRÖHRE

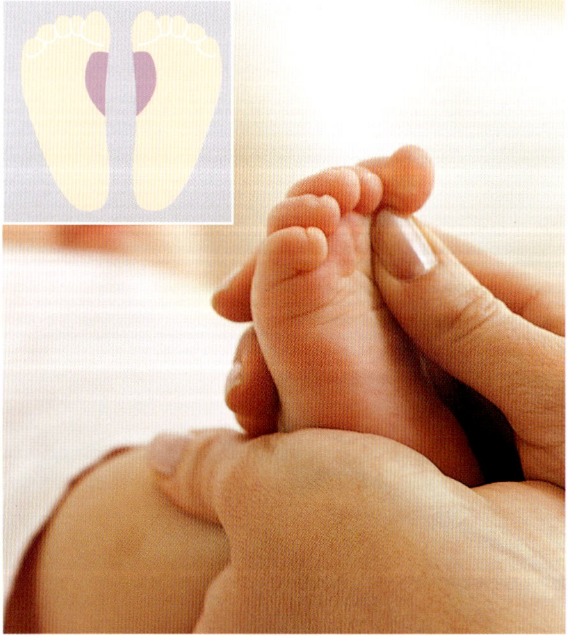

LUNGE

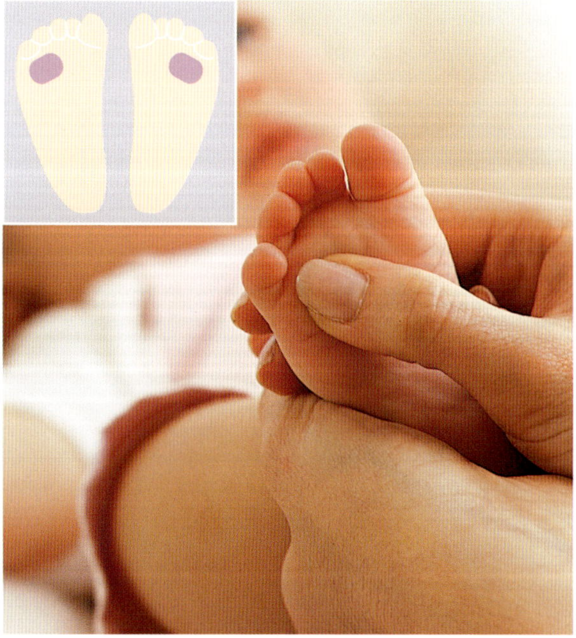

SOLAR PLEXUS

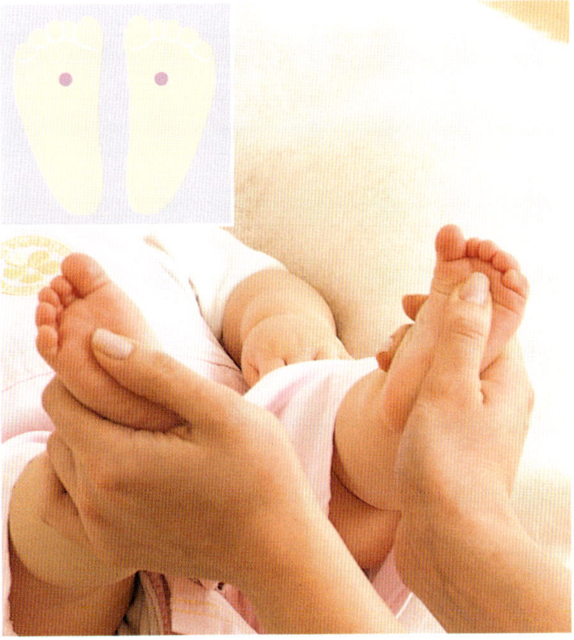

MAGEN

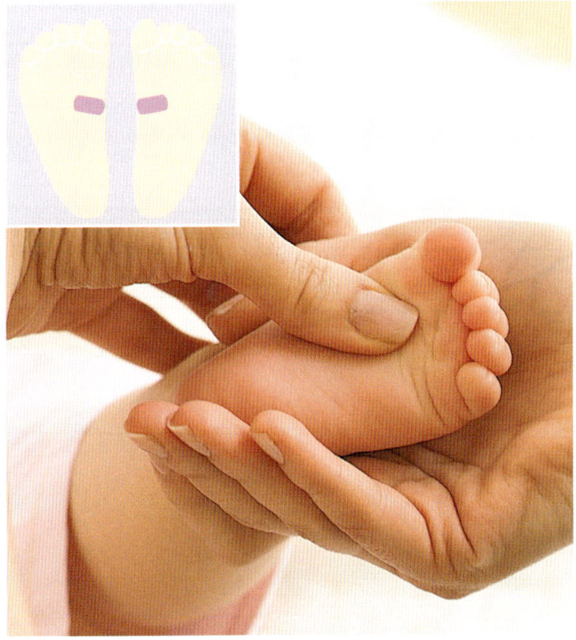

DÜNNDARM

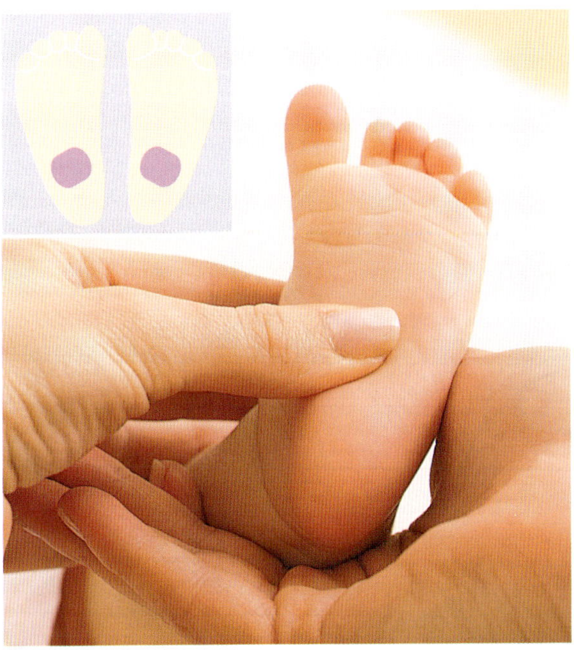

DICKDARM

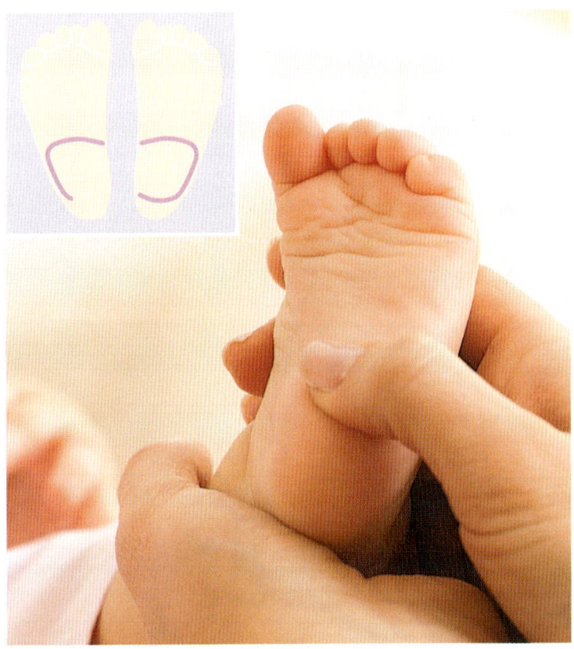

Erlernen Sie als Erstes diese acht einfachen Techniken. Ihr Baby sollte keine davon als unangenehm empfinden, es sei denn, es leidet an einer der üblichen Säuglingskrankheiten. Trifft das zu, reagiert es instinktiv durch Zurückziehen des Fußes. Babys tun das jedoch häufig bei Berührung, sodass das nicht zwangsläufig irgendwelche Beschwerden anzeigen muss. Beobachten Sie seinen Gesichtsausdruck, um den Grad seines Unbehagens zu erkennen.

GRUNDLEGENDE TECHNIKEN DER REFLEXZONENMASSAGE

ENERGETISCHE VERBINDUNG

Um den Kontakt zu Ihrem Baby herzustellen, legen Sie Ihre Handflächen auf seine Fußsohlen, sodass es sich mit Ihrer Energie verbinden kann. Es wird instinktiv mit den Füßen dagegen drücken.

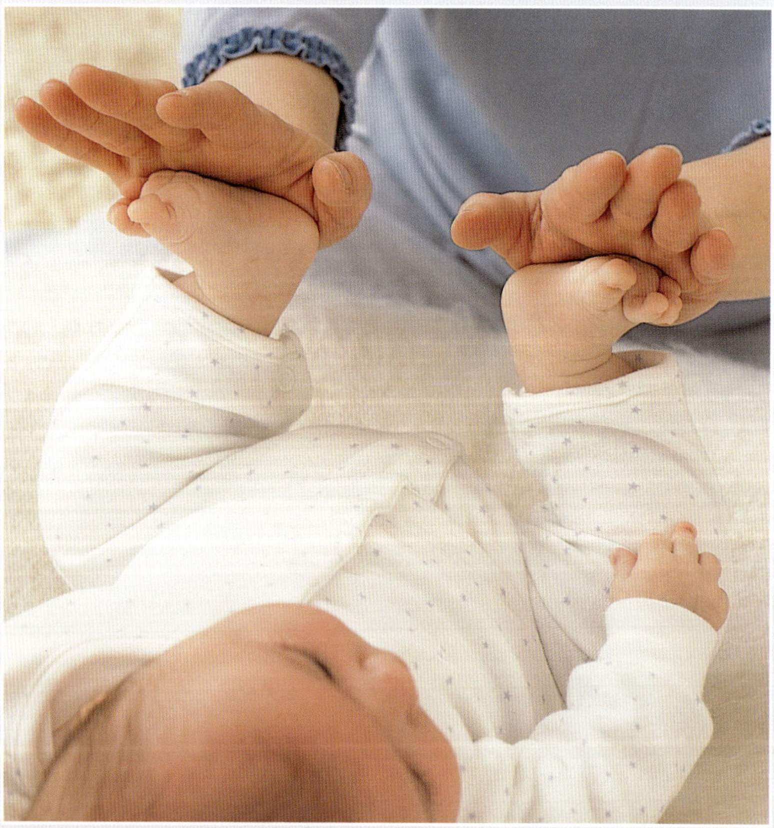

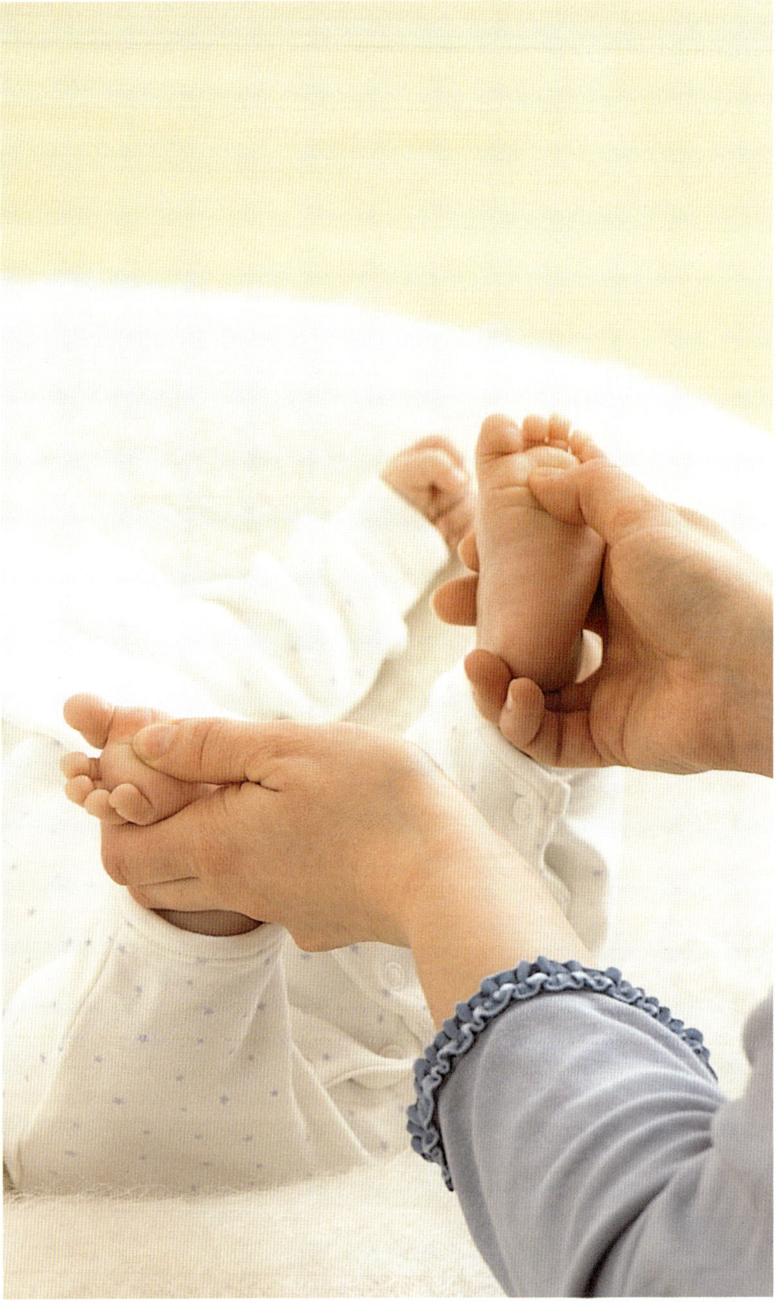

SOLAR-PLEXUS-DRUCK

Legen Sie beide Daumen gleichzeitig auf die Reflexpunkte des Sonnengeflechts und lassen Sie Ihr Baby sanft dagegen drücken.

ABLAUF DER REFLEX-ZONENMASSAGE

Wenn Sie und Ihr Baby mit allen Techniken vertraut sind, können Sie damit beginnen, sie in der hier gezeigten Reihenfolge einzuüben. Nachdem Sie nun energetisch mit Ihrem Baby verbunden sind und die Solar-Plexus- und Wiege-Technik (siehe Seite 32) gleichzeitig auf seinen beiden Fußsohlen ausgeführt haben, üben Sie jede Technik zuerst am rechten und dann am linken Fuß.

WIEGE-TECHNIK

Stützen Sie die Füße des Babys mit Ihren Handflächen an den Fersen ab. Halten Sie die Füße locker, sodass es sie jederzeit zurückziehen kann.

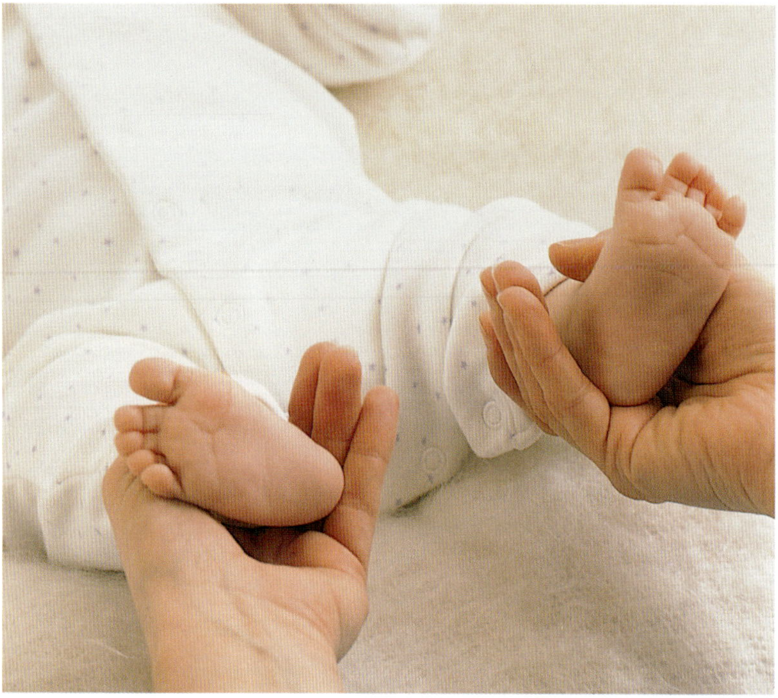

ZONEN-WANDERN

Sie wiegen den Babyfuß sanft in der Hand und wandern mit dem Daumen Ihrer freien Hand in einer raupenartigen Zickzackbewegung durch jede Zone, und zwar von der Ferse durch jede Energiezone des Fußes zur entsprechenden Zehe. (Siehe Text „Raupengang“ im Kasten auf Seite 33). Beginnen Sie mit Zone 1 der Ferse. Diese Bewegungen fördern besonders den Energiefluss.

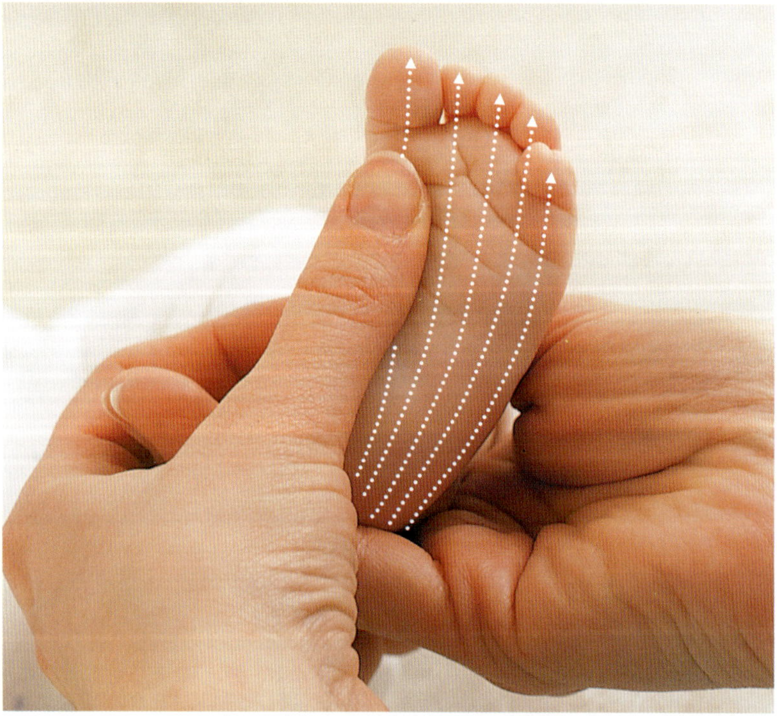

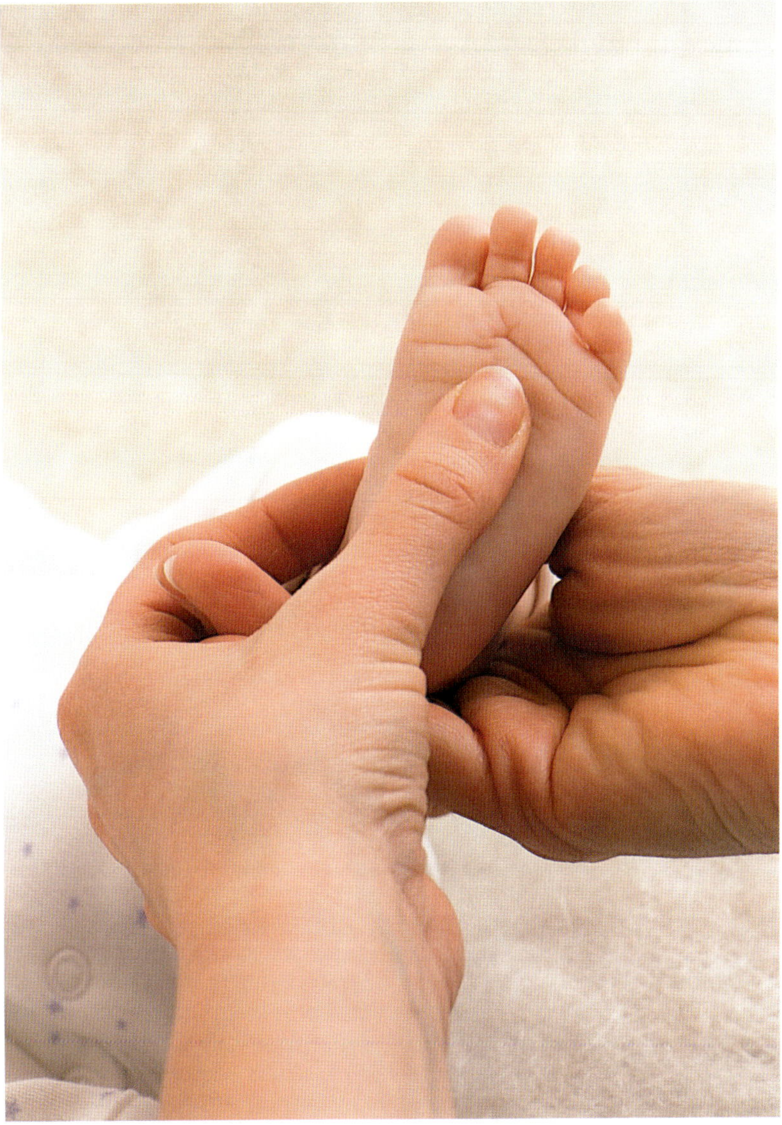

RAUPENGANG

Legen Sie den gestreckten Daumen auf den Fuß. Während Sie ihn nun quer über den Fuß oder den Fuß hinaufbewegen, beugen und strecken Sie abwechselnd den Daumen sanft im Gelenk. Diese Bewegungen vermitteln den Eindruck einer kriechenden Raupe.
Anmerkung: *Die Bewegung kann mit dem Daumen oder Finger ausgeführt werden. Hier wurde sie mit dem Daumen beschrieben.*

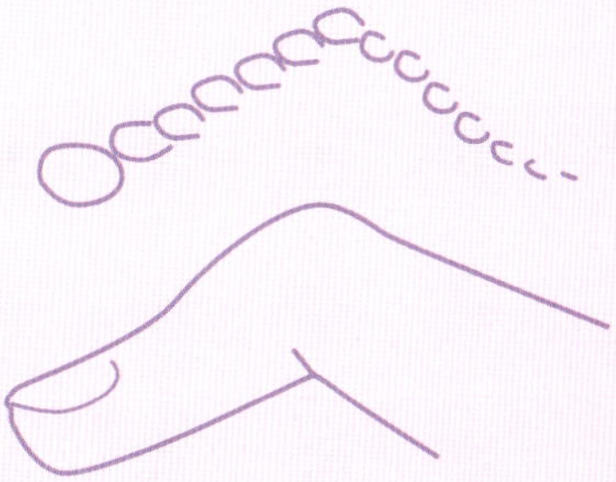

GLEIT-TECHNIK

Anfangs werden Sie den Raupengang vielleicht etwas seltsam finden, oder aber Ihr Baby lässt Ihnen keine Zeit, ihn durchzuführen. Als Alternative können Sie Ihren Daumen auch durch jede Zone gleiten lassen. Diese Technik kann auch zusätzlich zum Zonen-Wandern angewendet werden, um die Behandlung zu intensivieren.

RÜCKGRAT-WANDERUNG

Wandern Sie entweder mit dem Raupengang oder einem gleitenden Massagestrich von der Innenferse hoch durch den Reflexpunkt des Rückgrats und über die Spitze der großen Zehe. Das entspannt das Nervensystem des Babys.

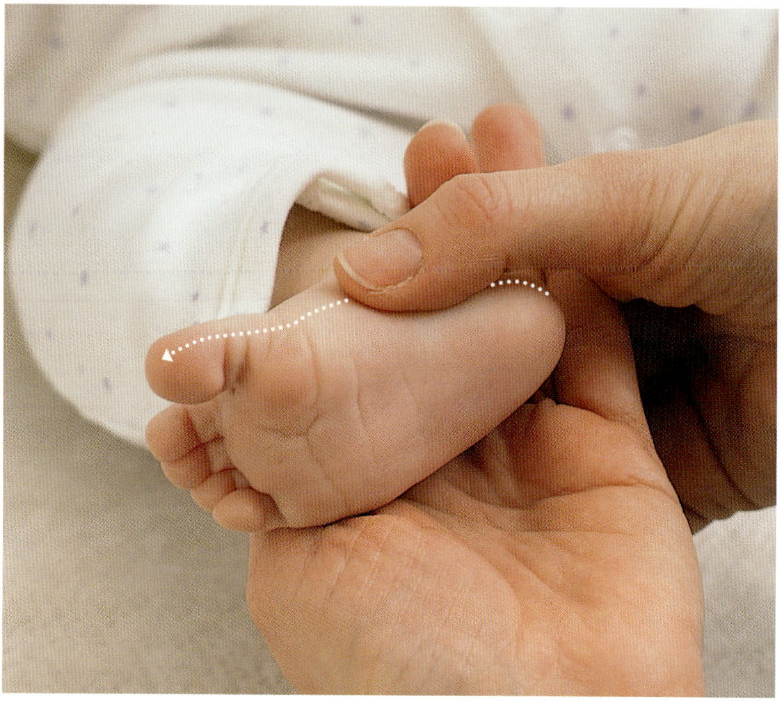

DRUCKTECHNIK

Der Babyfuß liegt noch immer locker in Ihrer Hand. Drücken Sie nun sanft mit dem Daumen Ihrer freien Hand nacheinander in die Mitte jedes einzelnen Zehenballens. Benutzen Sie Ihren Zeigefinger, um die Zehe leicht abzustützen, während Sie sie von hinten bearbeiten.

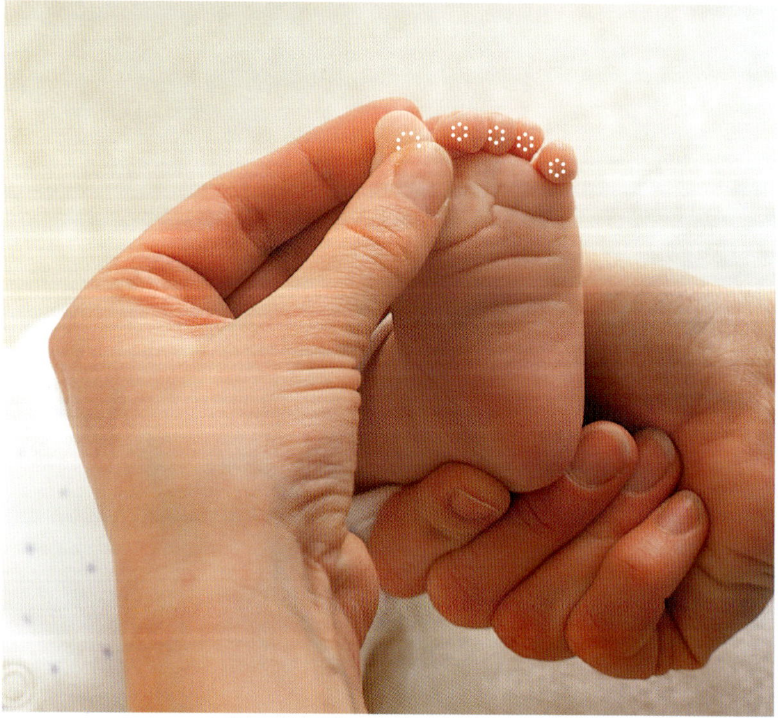

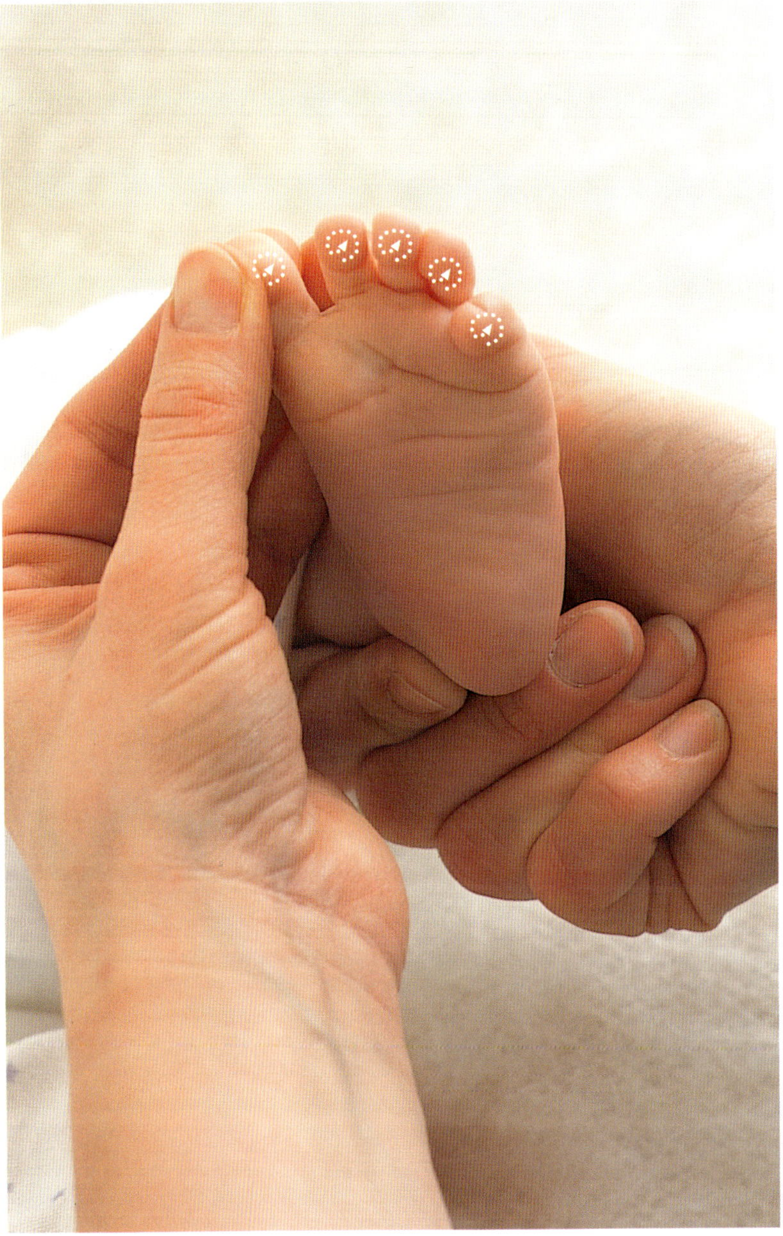

KREISENDE DRUCKTECHNIK

Drücken Sie wie bei der Drucktechnik jeden Zehenballen ganz sanft und kreisen Sie dann mit dem Daumenballen über den Bereich. Stützen Sie dabei weiter die Zehen mit dem Zeigefinger von hinten ab.

KRANKHEITEN

Schon mit diesen wenigen Techniken können Sie eine Reihe von typischen Säuglingskrankheiten lindern. Sobald Sie mit der Reflexzonenmassage vertraut sind, können Sie an den Reflexpunkten, die mit den Krankheiten in Beziehung stehen, entsprechend arbeiten (siehe Seite 82–109). Dabei bedienen Sie sich des Raupengangs, des Gleitgriffs und der Druck- und Kreistechniken.

HINWEIS

Wenige Minuten reichen bereits aus, um eine Wirkung zu erzielen. Lassen Sie sich nicht entmutigen, wenn Sie anfangs nur zu den Grundgriffen kommen, weil Ihr Baby zu unruhig ist.

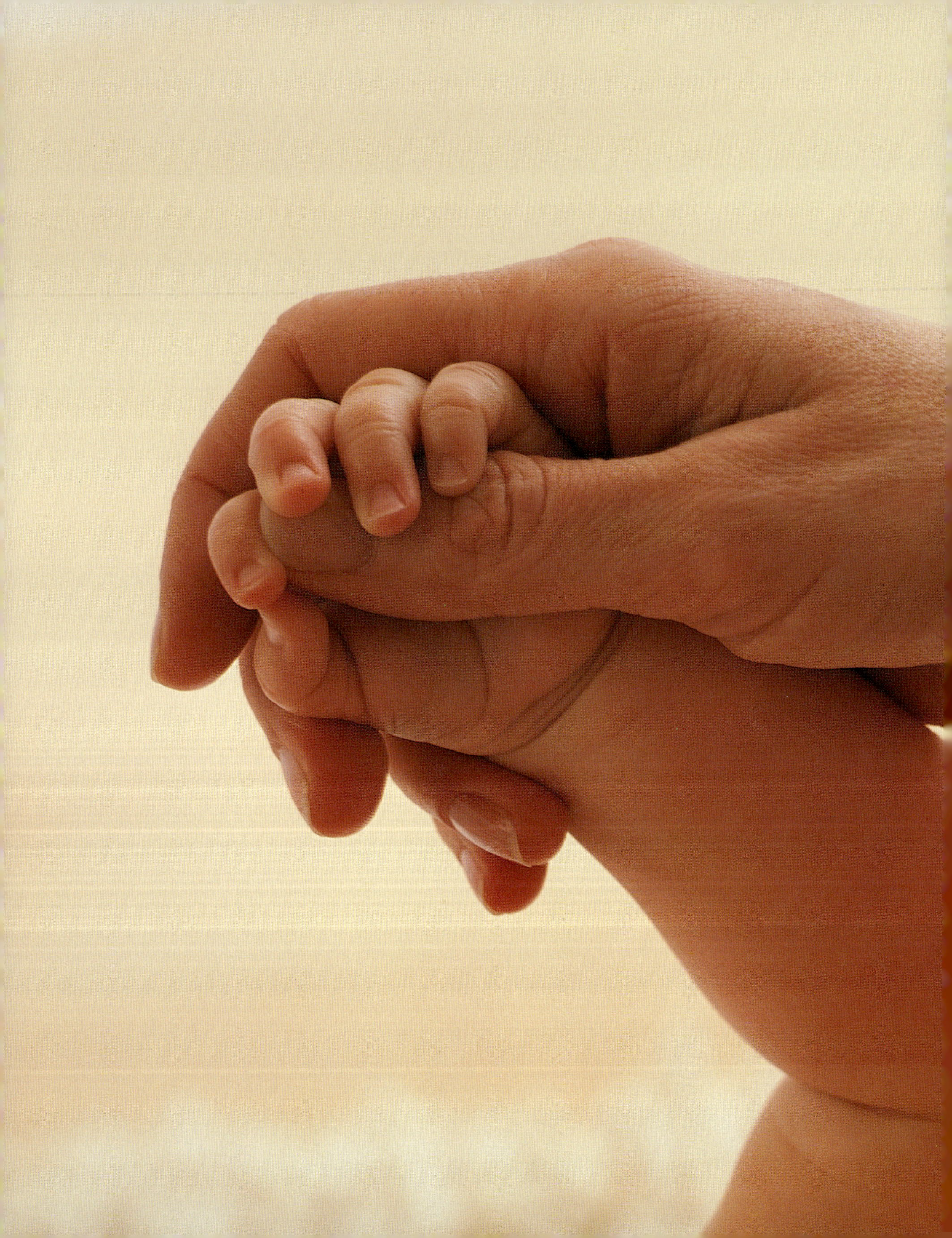

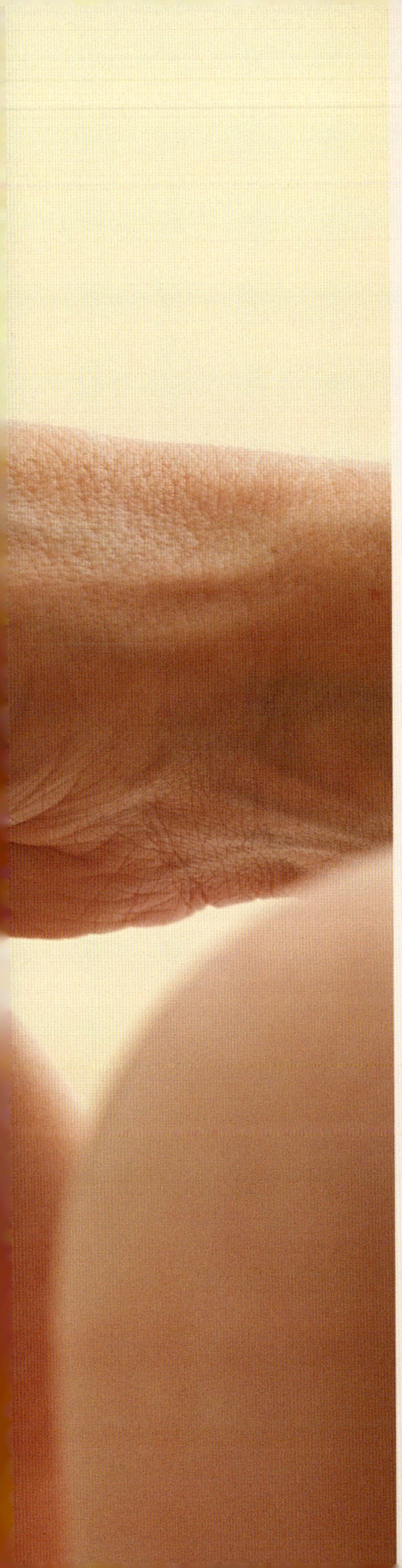

VOLL-KÖRPER-MASSAGE

Wenn Sie wenig oder gar keine Erfahrung mit einer Babymassage haben, sollten Sie sich schrittweise mit den Techniken vertraut machen, ebenso mit dem richtigen Druck und der Reaktion Ihres Babys darauf. Beginnen Sie mit einer 5- bis 10-minütigen Massage. Sobald Sie sich sicherer fühlen, integrieren Sie weitere Massagegriffe. Werden Sie ruhig mutiger, wenn Ihr Baby Vertrauen zu Ihnen gefasst hat. Es kann allerdings drei bis vier Sitzungen dauern, bis Sie beide das Ganze richtig genießen können. Geben Sie nicht auf: Ihre Ausdauer zahlt sich aus.

MASSAGE-ABFOLGE

Während Ihr Baby heranwächst, sollten Sie zusätzliche Techniken in die 10-minütige Sitzung einbauen und selbst verschiedene Positionen einnehmen. Ab dem zweiten Lebensmonat können Sie versuchen, stufenweise zur Vollkörpermassage überzugehen. Sie beginnen auf der Vorderseite des Körpers, wobei Sie sich zuerst nach oben arbeiten und dann hinunter zu den Zehen. Dasselbe gilt für den Rücken. Bei Bedarf können Sie aber auch nur bestimmte Bereiche massieren oder eine Reflexzonenmassage hinzufügen. Manche Babys bevorzugen bei der Massage ein schrittweises Vorgehen. Beginnen Sie deshalb mit den Füßen und Beinen und arbeiten Sie sich langsam nach oben. Vergessen Sie nicht, dass die Effleurage-Technik die „Mutter" aller Massagegriffe ist. Setzen Sie sie ein, um das Massagemittel zu verteilen und um einen Bereich aufzuwärmen, bevor Sie zu Massagestrichen ansetzen. Sie dient auch dazu, die einzelnen Massageschritte miteinander zu verbinden und die Massage abzuschließen.

MASSAGE FÜR JEDES ALTER

Im Folgenden finden Sie Richtlinien für das Massieren von Babys verschiedenen Alters.

0–3 Monate

An eine Ganzkörpermassage sollten Sie erst nach der nachgeburtlichen Untersuchung denken. Dennoch können Kopf und Rücken schon ganz leicht massiert werden. Setzen Sie die Fingerkuppen statt der ganzen Hand ein und streichen Sie mit der Effleurage-Technik über die Hände und Füße des Babys. Spezielle Techniken helfen, Koliken, Blähungen und Verstopfungen zu lindern.

3–6 Monate

Ab jetzt können Sie eine größere Vielfalt von Massagegriffen und etwas mehr Druck einsetzen, da sich das Muskelgewebe des Babys gefestigt hat. Eine 10-minütige Massage (siehe Seite 40–45) plus einige Dehnungsübungen reichen. Vielleicht findet Ihr Baby es angenehm, bereits in abgestütz-

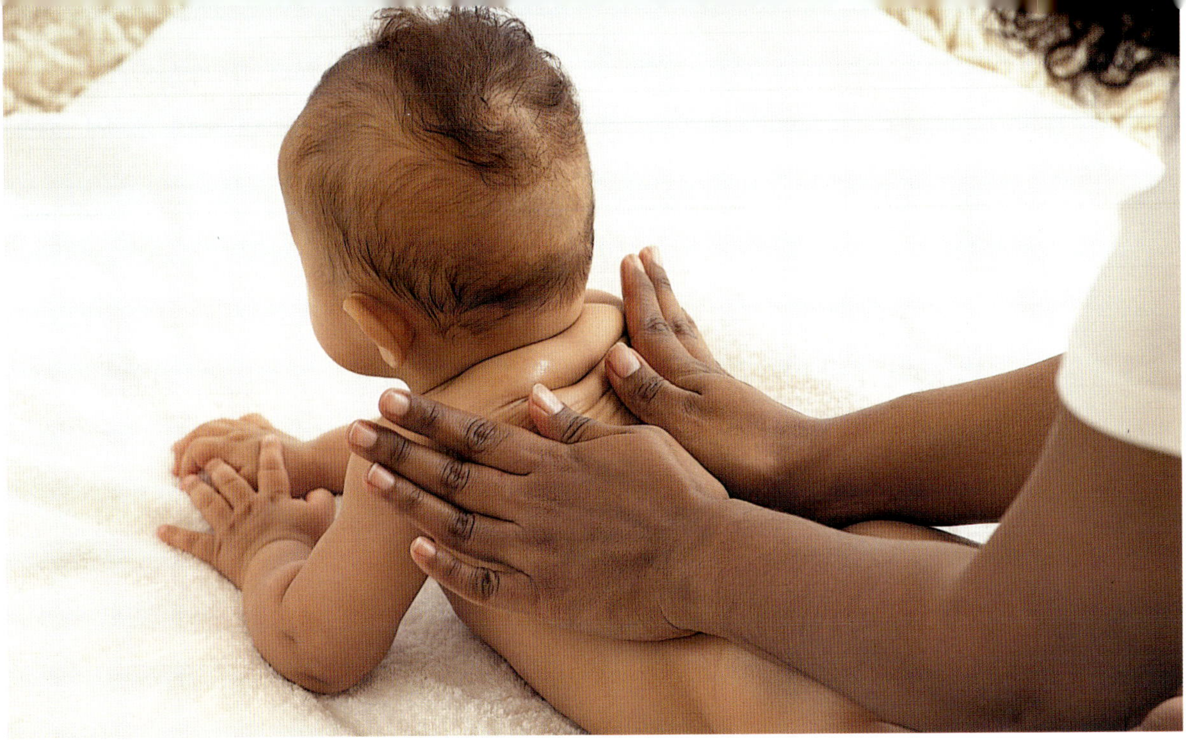

ter Sitzhaltung massiert zu werden. Massage hilft, Symptome des Zahnens zu mildern.

6–9 Monate

Reiben und Petrissage-Technik können von jetzt an mit mehr Druck eingesetzt werden, da die Glieder Ihres Babys wachsen und sich seine Muskeln entwickeln. Die Massagesitzungen können nun länger sein, aber sie werden auch schwieriger, da die Beweglichkeit des Babys zunimmt. Eine Massage kurz vor dem Schlafengehen ist ideal, weil es dann weniger aktiv ist.

9–12 Monate

In diesem Alter wird die Massage oft zu einer großen Herausforderung. Folgen Sie keinem festen Schema, sondern machen Sie ein Spiel daraus.

12–15 Monate

Wenn Sie Ihr Baby regelmäßig massieren, wird es sich bald darauf freuen. Deshalb ist ein fester Zeitpunkt für die Massage wichtig. Ihr Baby fängt an, Ihnen zu signalisieren, welche Griffe es mag und welche nicht. Seine Mobilität bestimmt weiterhin den Ablauf der Massage.

15–18 Monate

Inzwischen dürfte Ihr Kind gelernt haben, die Massage als Teil des täglichen Lebens zu akzeptieren, vielleicht versucht es sogar, einige Griffe nachzuahmen. Seine wachsende Unabhängigkeit verkürzt oft die Massagezeit. Probieren Sie neue Methoden aus, etwa eine Kopfmassage beim Haare waschen oder wenn es einfach dasitzt. In dem Alter genießen Kleinkinder Hand- oder Fußmassagen. Dabei kann die Mutter das Baby auf den Schoß nehmen.

18 Monate und älter

Es gibt keine Altersgrenze für die Massage. Die wichtigste Regel ist, auf die Bedürfnisse Ihres Kindes zu „hören“ und seine Berührungsgrenzen zu respektieren. Jede Massage sollte für Ihr Kind eine vergnügliche, positive Erfahrung sein.

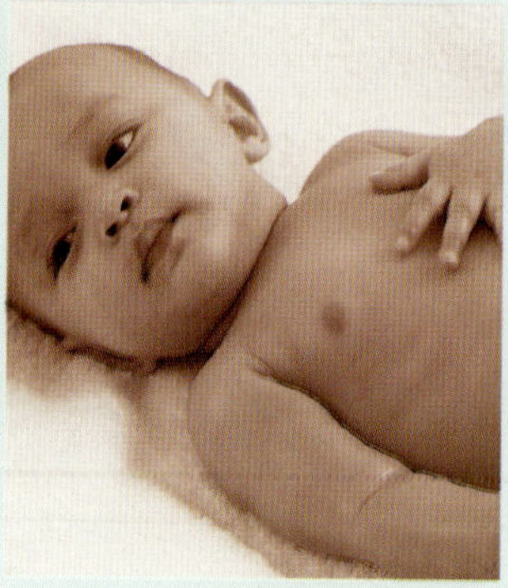

Nehmen Sie mit Ihrem Baby eine bequeme Position ein und gießen Sie warmes Öl auf Ihre Handflächen. Seien Sie jedoch sparsam damit! Streichen Sie nun mit der Effleurage-Technik von der Brustmitte aus zu den Schultern hoch und die Arme wieder hinunter. Die Druckstärke sollte so sein, dass es nicht kitzelt. Wiederholen Sie das, bis die Babyhaut glänzt. Nun kann die 10-minütige Massage beginnen.

10-MINUTEN-MASSAGE

BRUST UND ARME

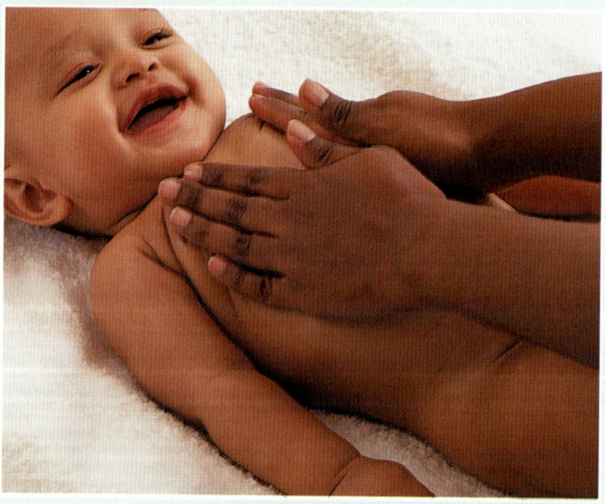

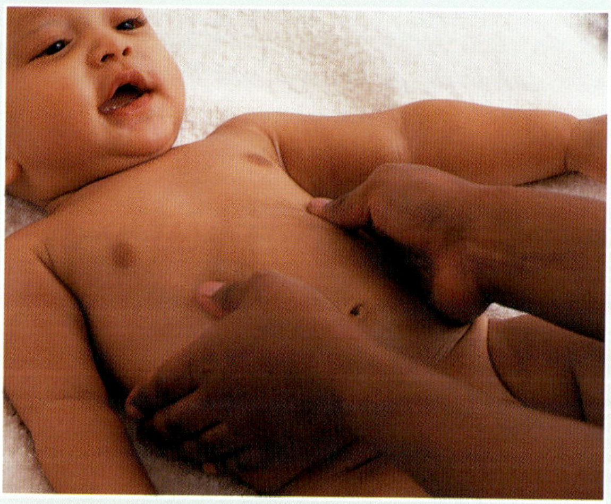

1 Legen Sie Ihre Handflächen auf das Brustbein des Babys und streichen Sie sanft auf beiden Seiten nach außen, an den Rand des Brustkorbs. Kehren Sie zur Brustmitte zurück, verringern Sie den Druck, aber bleiben Sie in Körperkontakt. 3- bis 4-mal wiederholen.

2 Legen Sie die Hände unterhalb des Brustbeins Ihres Babys und fahren Sie mit den Daumen in kleinen, reibenden Kreisbewegungen über die Brust. Lassen Sie beide Hände am Brustbein hinaufgleiten und an beiden Seiten entlang des Schlüsselbeins. Abschließend streichen Sie die Arme hinunter.

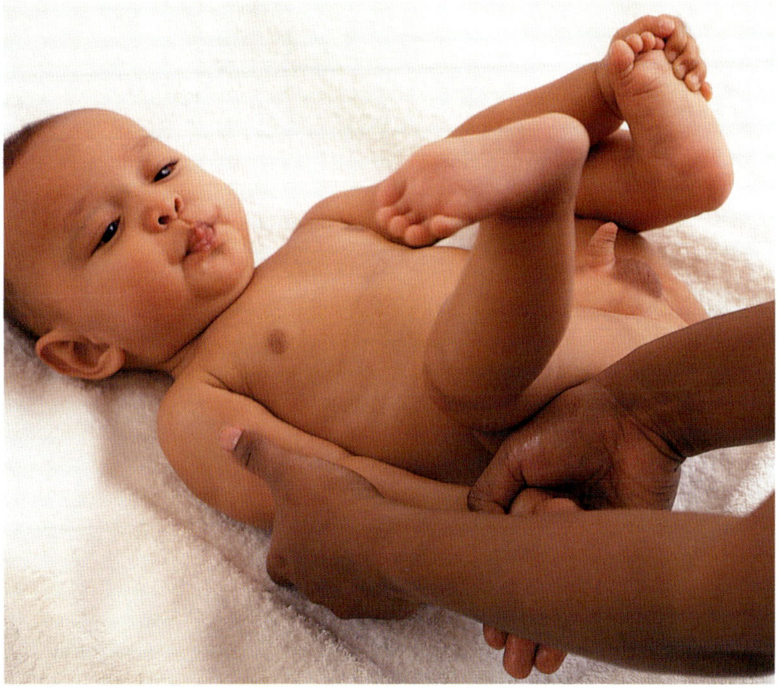

3 Nehmen Sie sich einen Arm vor und stützen Sie den Unterarm des Babys mit einer Hand ab. Mit der anderen halten Sie den Oberarm zwischen Daumen und Fingern. Führen Sie nun mit dem Daumen feste Kreisbewegungen zwischen Ellbogen und Achselhöhle aus. Zum Schluss streichen Sie, wie zuvor, über die Brust des Babys und die Arme hinunter.

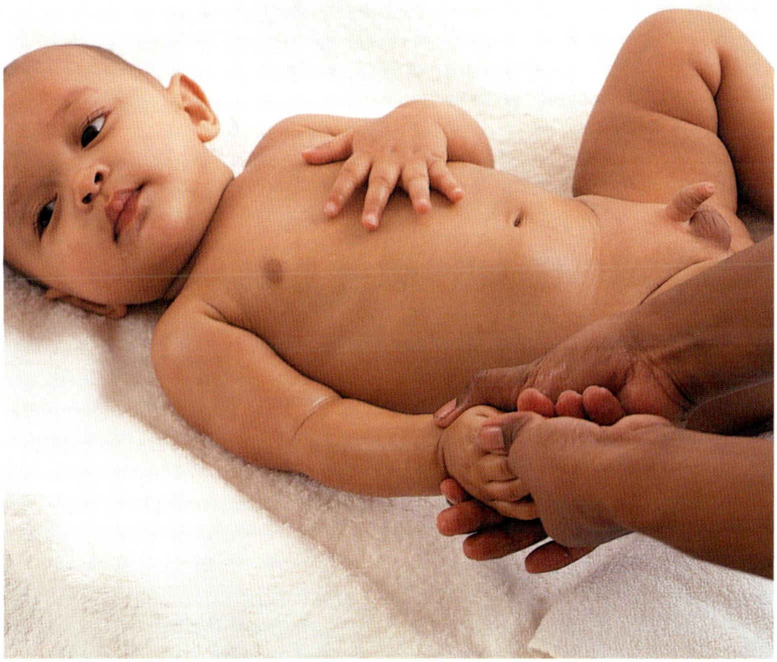

4 Wiederholen Sie das Daumenkreisen am Unterarm und an der Hand Ihres Babys. Anschließend massieren Sie mit Ihrem Zeigefinger und dem Daumen seine Finger. Wiederholen Sie den gesamten Vorgang an dem anderen Arm und an der Hand.

HINWEIS

Mit der gleichen Druckstärke, mit dem Sie dem Baby den Popo säubern, sollten Sie es auch massieren.

BAUCH UND BEINE

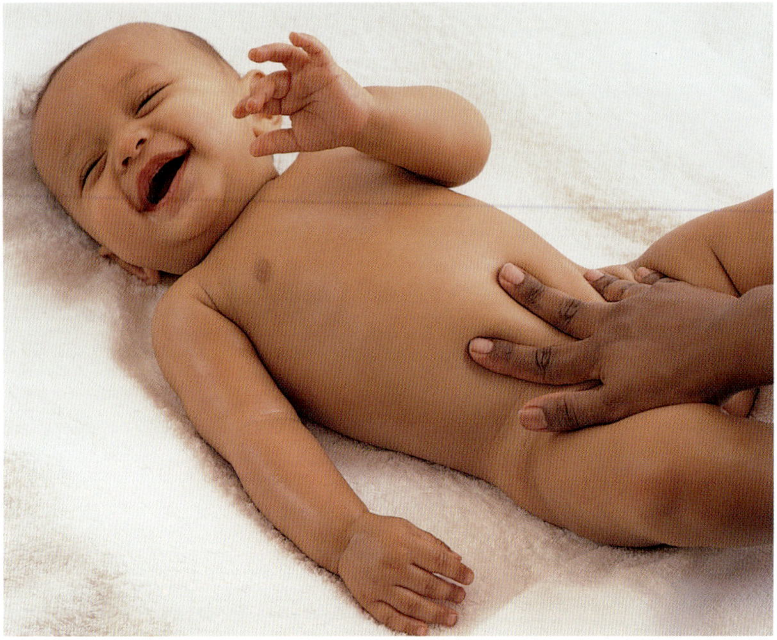

1 Legen Sie den Ballen einer Hand genau über dem Genitalbereich Ihres Babys auf das Schambein. Dann arbeiten Sie sich mit fächerförmig gespreizten Fingern und sanftem Druck von der rechten zur linken Seite. Wiederholen Sie das 3- bis 4-mal.

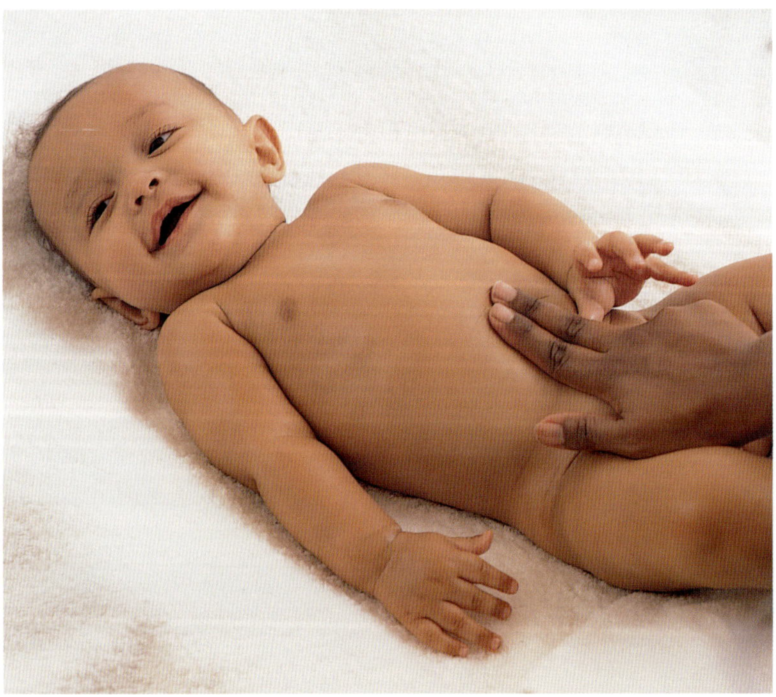

2 Sie beginnen rechts unten am Unterleib Ihres Babys und kreisen mit den ersten beiden Fingerkuppen Ihrer Hand sanft über den Unterleib nach links unten. Fahren Sie in immer kleineren Bögen fort, bis Sie den ganzen Bereich abgedeckt haben. Stoppen Sie genau über dem Genitalbereich. Enden Sie mit einer Fächerbewegung und streichen Sie in Effleurage-Technik über Unterleib, Brust und Arme des Babys.

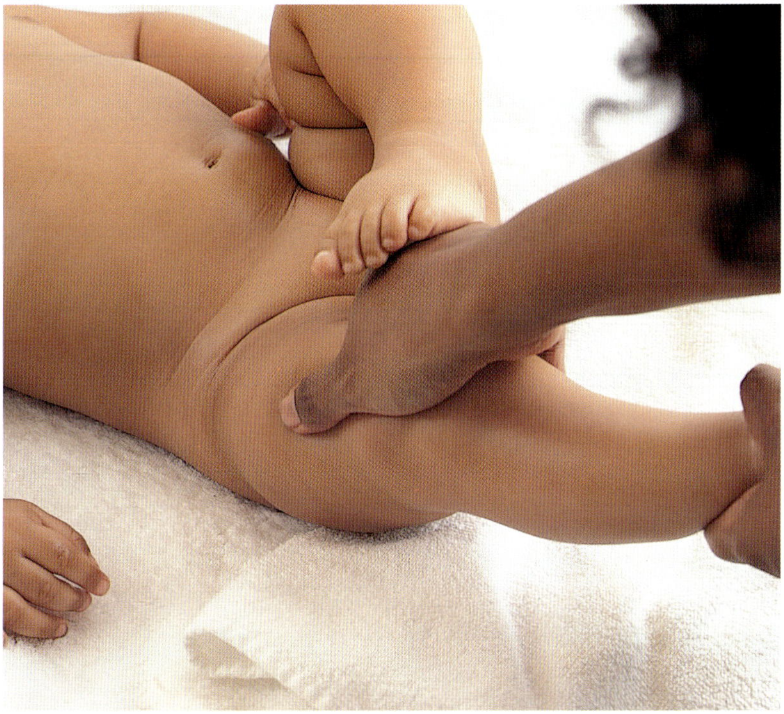

3 Stützen Sie mit einer Hand ein Beinchen unter dem Knöchel ab und tragen Sie mit der anderen Öl auf, indem Sie das Bein hinauf- und hinunterfahren. Halten Sie den Oberschenkel zwischen Daumen und Fingern und kreisen Sie mit dem Daumen zwischen Knie, Hüften und Leiste. Wiederholen Sie das Daumenkreisen am Unterschenkel zwischen Knöchel und Knie. Zeichnen Sie zum Schluss kleine Halbmonde auf das Knie. Wiederholen Sie das Ganze auf dem anderen Bein.

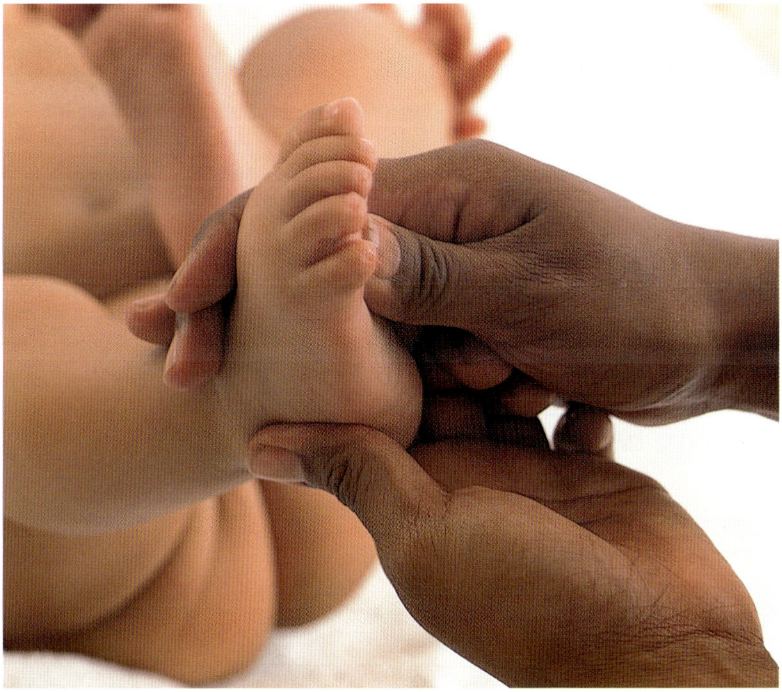

4 Stützen Sie den Knöchel mit einer Hand ab und massieren Sie den Fuß mit dem Zeigefinger und Daumen der anderen. Zum Schluss streichen Sie die Flanken, Beine und Füße hinunter. Vorgang auf dem anderen Bein und Fuß wiederholen.

HINWEIS

Der Unterleib ist sehr empfindlich. Nehmen Sie mehr Öl, um fließend zu massieren. In diesem Bereich beim Massieren nicht abstützen.

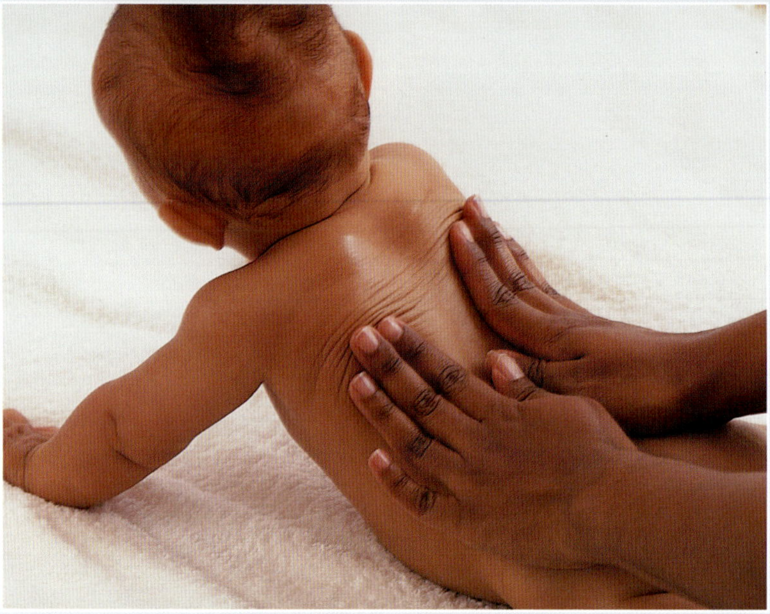

1 Tragen Sie mit der Effleurage-Technik Öl auf Po und Rücken Ihres Babys auf. Arbeiten Sie sich dann mit den Daumen- oder Fingerkuppen in kleinen Kreisen über den gesamten Gesäßbereich zum Rücken hoch. Wiederholen Sie das Ganze 3- bis 4-mal.

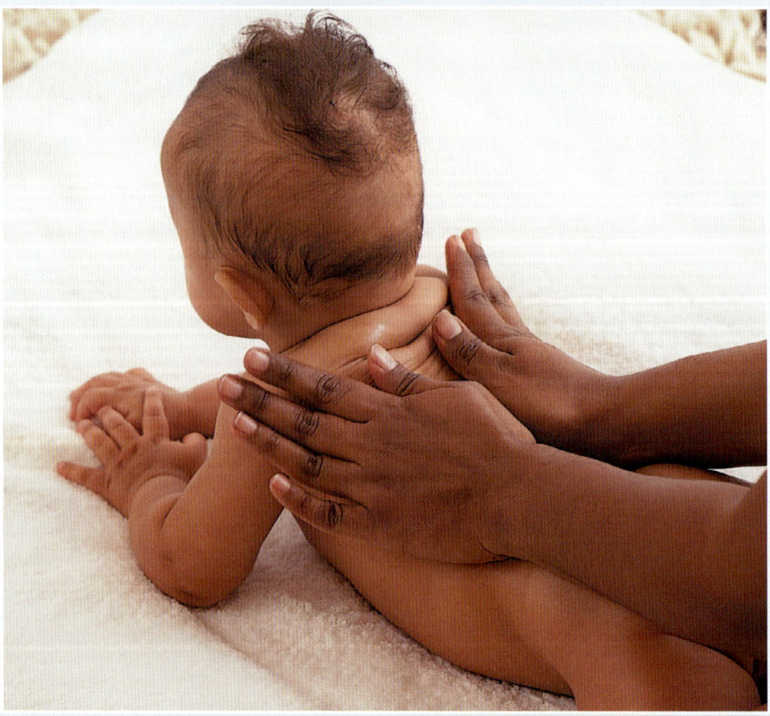

2 Streichen Sie nun mit beiden Händen in der Effleurage-Technik an beiden Seiten der Wirbelsäule entlang bis ganz zu den Schultern hinauf und die Arme hinunter bis zu den Händen und Fingern. Wiederholen Sie das 3- bis 4-mal.

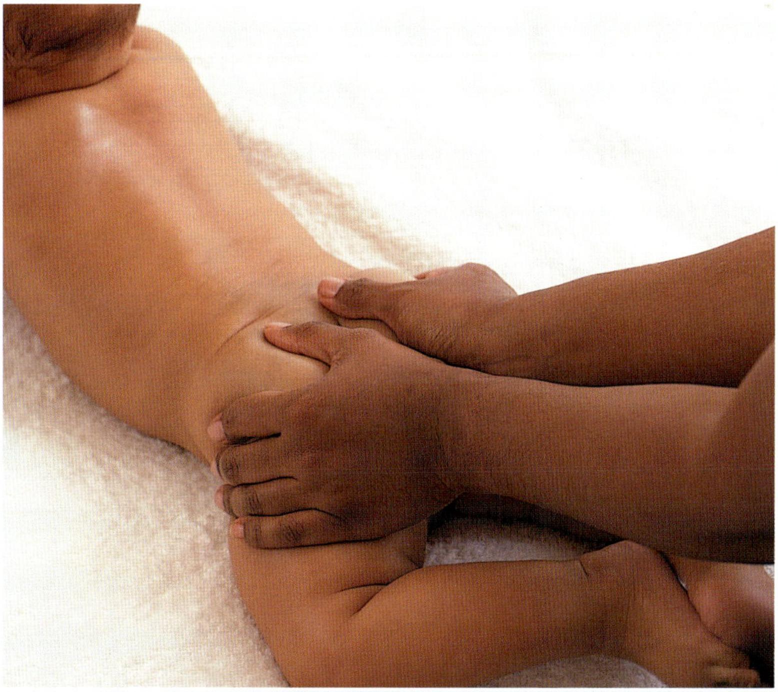

3 Sie beginnen unten an der Wirbelsäule Ihres Babys und massieren mit den Daumen und Fingern in kleinen Kreisbewegungen. Achten Sie darauf, dass Sie nicht auf die Wirbelsäule und den Nacken drücken. Fahren Sie so über den gesamten Gesäß- und Rückenbereich fort.

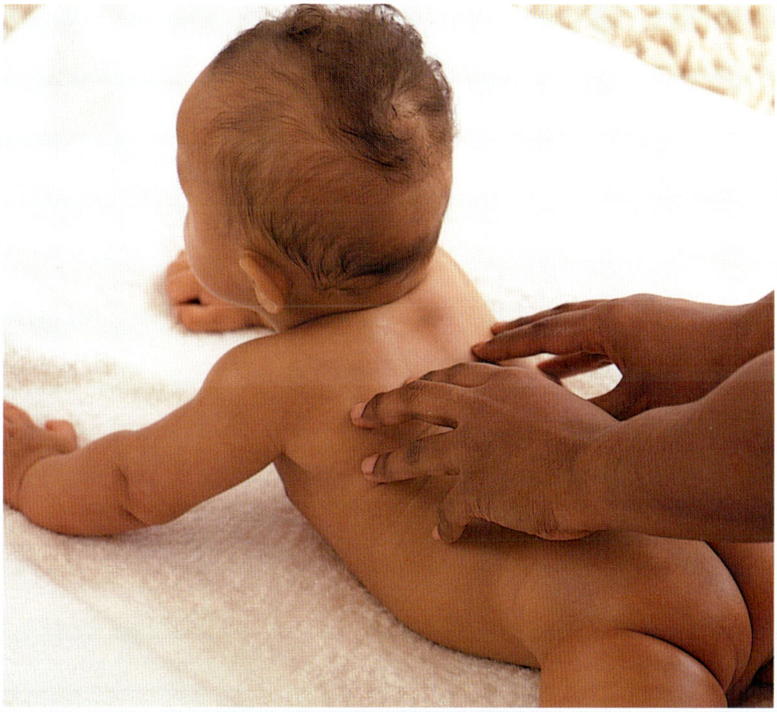

4 Am Ende dieses Massage-Abschnitts führen Sie eine sanfte Streichbewegung vom Kopf bis zu den Zehen aus. Dann wickeln Sie Ihr Baby in ein warmes Handtuch und drücken es zärtlich an sich.

HINWEIS

Kleine Babys sind oft verunsichert, wenn sie auf dem Bauch liegen. Unterbrechen Sie die Massage und nehmen Sie Ihr Baby hoch. Lassen Sie sich nicht aus der Ruhe bringen, nur so werden Sie beide Spaß haben.

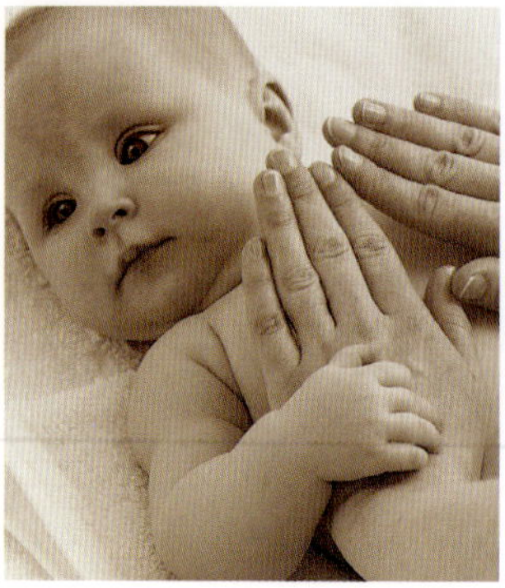

Wenn Sie die Grundlagen der Vollkörpermassage beherrschen, können Sie jedesmal zwischen einer kompletten Massage oder einer Teilmassage ganz nach den Bedürfnissen Ihres Babys wählen. Variieren Sie die einzelnen Schritte, während Ihr Baby heranwächst. Die Länge der Massage richtet sich nach der Konzentration Ihres Babys. Ändern Sie die Abfolge, wenn Sie nicht allzu viel Zeit haben.

DIE EINZELNEN SCHRITTE

BRUST

Massagegriffe, die speziell gegen Beschwerden im Brustbereich Ihres Babys sind, stellen wir Ihnen später vor (siehe Seite 84–91). Die normale regelmäßige Massage bewirkt inzwischen, dass das Baby seine Brust „öffnet" und ein entspanntes Atmungsmuster entwickelt.

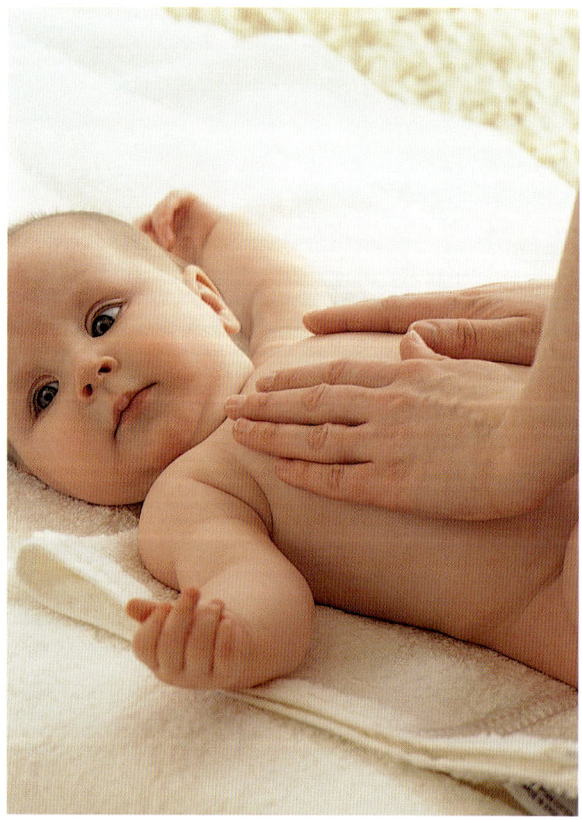

1 Setzen Sie sich bequem hin, das Gesicht Ihrem Baby zugewandt. Legen Sie die eingeölten Handflächen auf die Mitte seiner Brust und halten Sie diese Position. Wenden Sie nur leichten Druck an und verringern Sie ihn dann langsam. Diese erste Berührung beruhigt und entspannt Ihr Baby und bereitet es auf die folgenden Massagestriche vor.

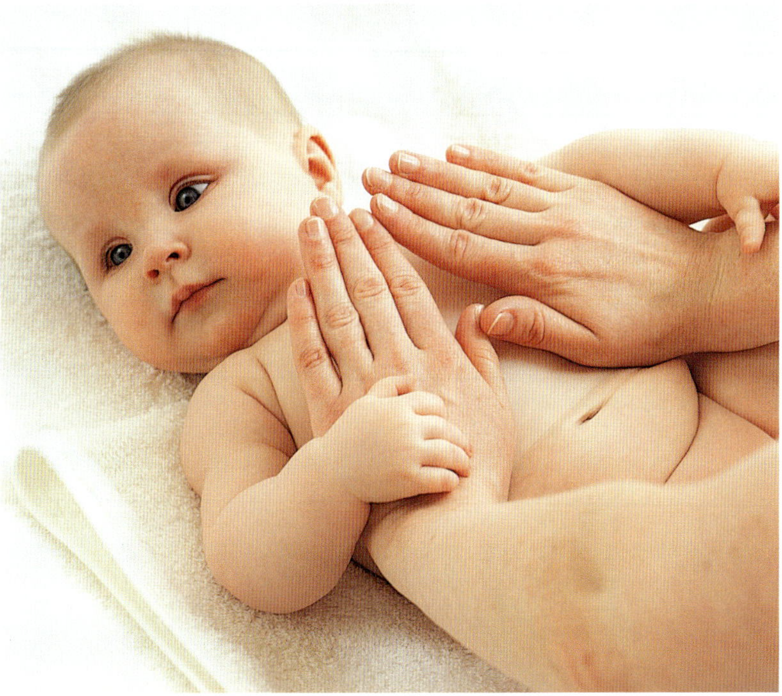

2 Legen Sie die Daumen auf die Mitte des Brustkorbs Ihres Babys und massieren Sie mit den Handballen nach außen und unten rund um den unteren Brustkorb. Dann kehren Sie zur Ausgangsposition zurück. Wiederholen Sie das 3- bis 4-mal.

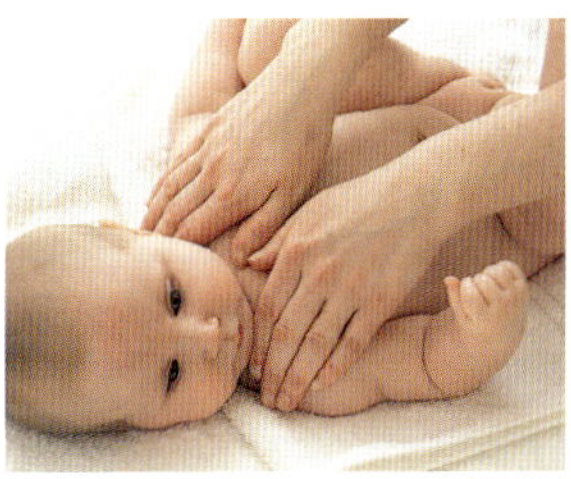

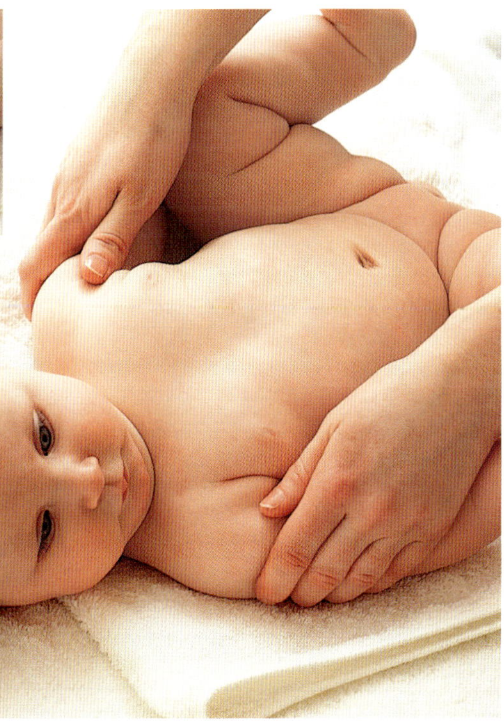

3 Von der Mitte aus streichen Sie nun mit der flachen Handfläche in Effleurage-Technik nach oben und außen über die Schultern Ihres Babys und die Oberseiten seiner Arme. Kehren Sie mit einer einzigen rhythmischen Bewegung zur Ausgangsposition zurück. Das Ganze 3- bis 4-mal wiederholen.

4 Wölben Sie die Hände leicht und bewegen Sie sie locker in Tapotement-Technik (Klopfgriffe) über die Oberseite der Brust und an den Seiten Ihres Babys entlang. Fahren Sie auf diese Weise 15 Sekunden fort.

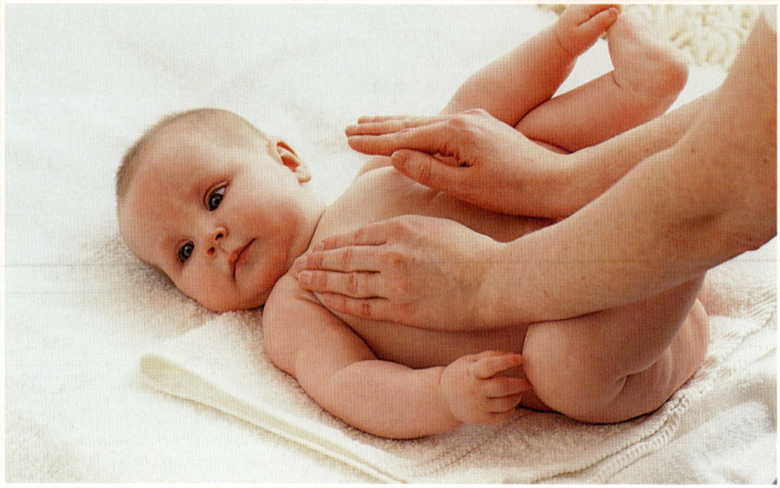

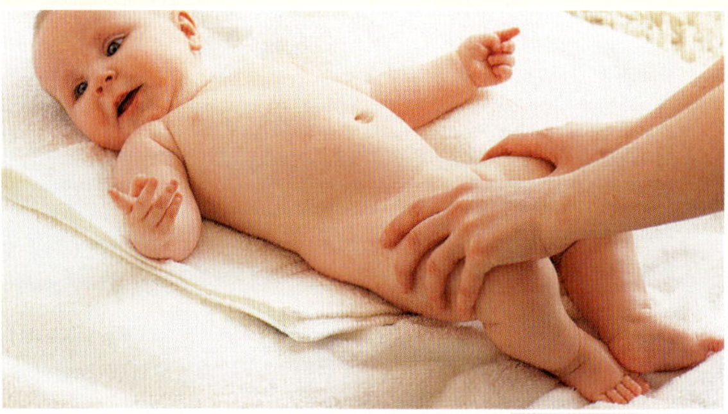

5 In Effleurage-Technik von der Mitte wieder nach oben und außen über die Schultern Ihres Babys und über die Oberseiten der Arme streichen. Zur Mitte zurück und den Rumpf hinunter bis zu den Beinen und Füßen massieren. In der Gegenrichtung den Körper wieder hoch arbeiten und zum Schluss in einer einzigen Bewegung jeden Arm hinunterfahren. 3- bis 4-mal wiederholen.

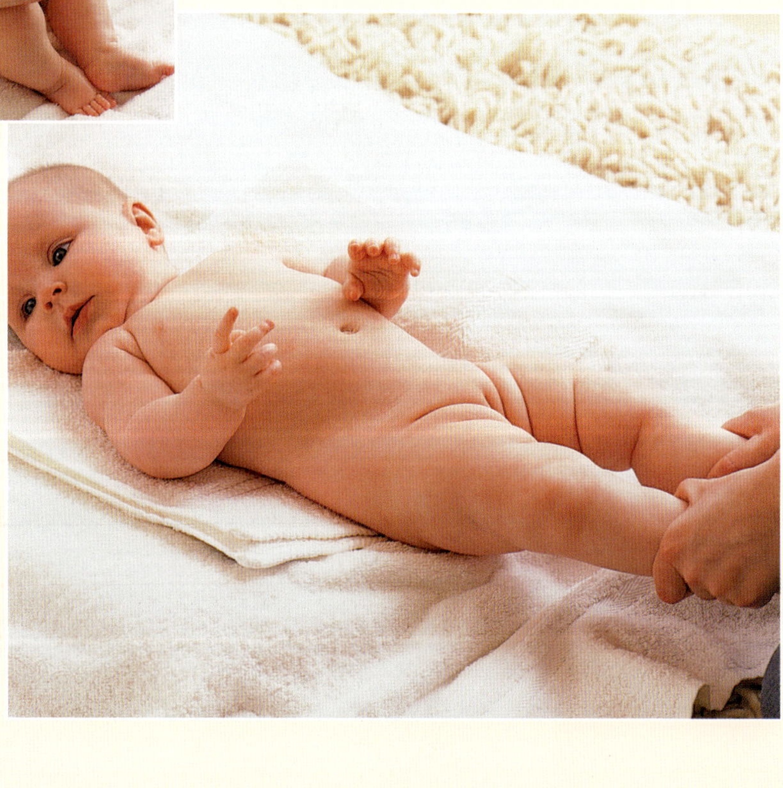

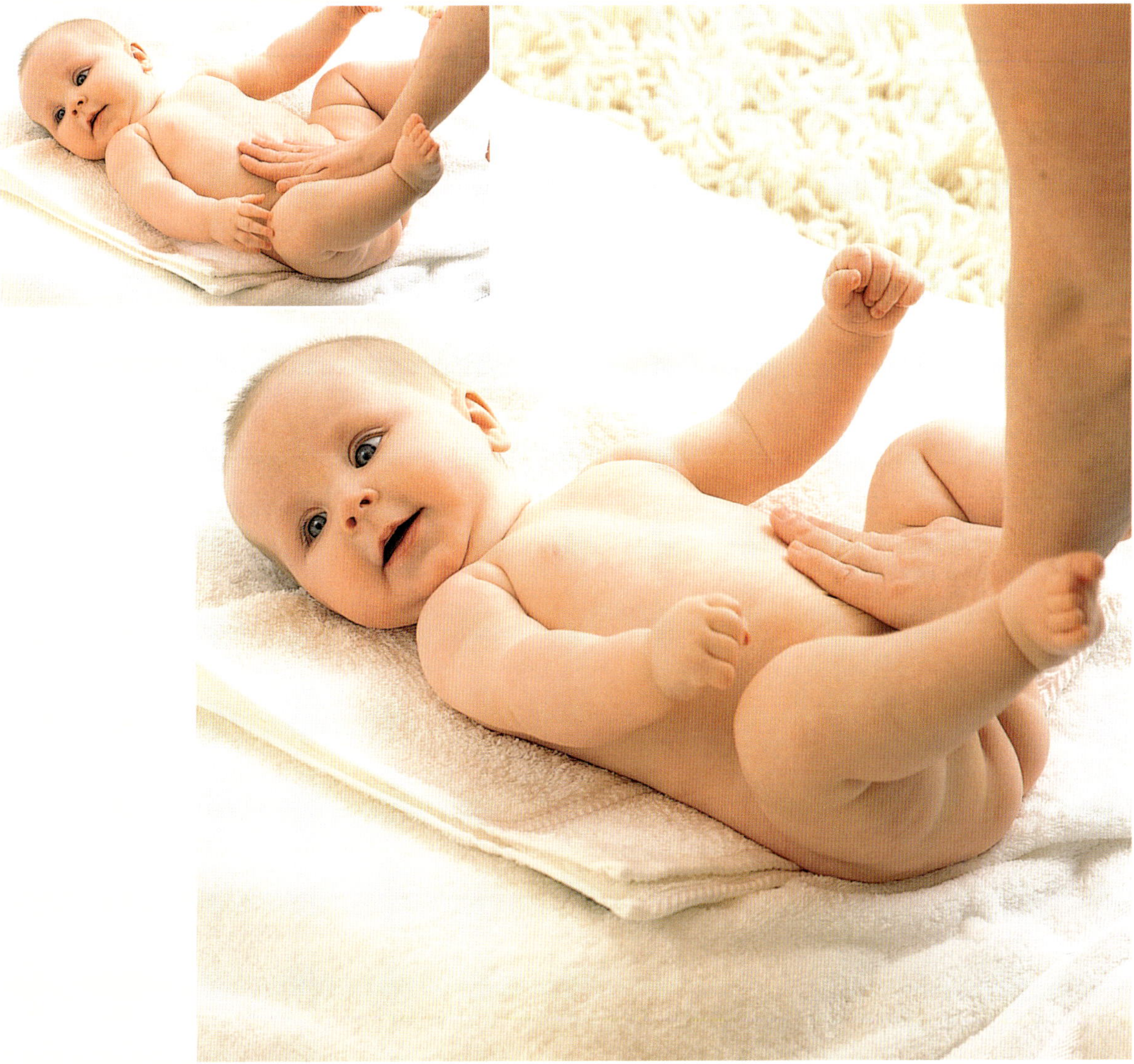

6 Streichen Sie mit den Fingern einer Hand diagonal vom Schultergelenk zur entgegengesetzten Hüfte. Sobald Ihre Hand sich der Hüfte nähert, heben Sie die andere Hand, um die Bewegung auf der anderen Seite zu wiederholen. Stellen Sie sich vor, Sie zeichnen ein unsichtbares X vorn auf die Brust und Ihre Hände wechseln sich laufend ab. 3- bis 4-mal wiederholen.

HINWEIS

Das „Öffnen" der Brust und des Brustkorbbereichs mit dieser Massage verbessert die Atmung und verringert den Aufbau von Spannungen, die durch Weinen entstehen.

ARME

Babys brauchen einige Zeit, bis sie bewusst die Arme öffnen, da das Kraft und Koordination erfordert. Die Massage regt sie an, ihre Arme nach außen zu öffnen, bis die Bewegung ein natürlicher Reflex wird. Die Entwicklung der Beweglichkeit ist für die Körperhaltung wichtig und fördert die Geschmeidigkeit der Muskeln.

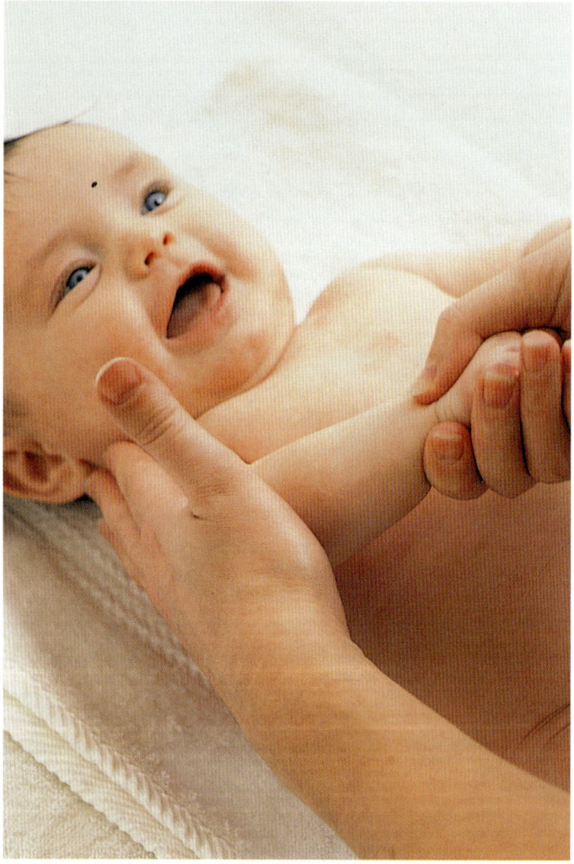

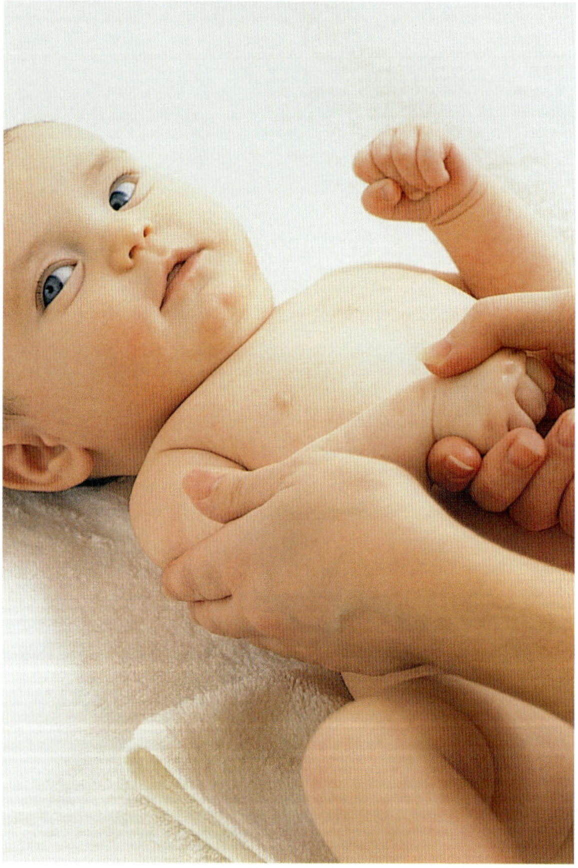

1 Halten Sie einen Arm des Babys am Handgelenk und gleiten Sie mit der anderen in Effleurage-Technik vom Handgelenk den Arm entlang zum oberen Ende hinauf. Dann drehen Sie Ihre Hand leicht nach außen und kehren auf der Seite des Arms in einem Zug zurück. 3- bis 4-mal wiederholen.

2 Kneten Sie in Petrissage-Technik den Arm des Babys zwischen Ihren Fingern und dem Handballen und bewegen Sie sich dabei vom Handgelenk den Arm entlang zu seinem oberen Ende. Wiederholen Sie Schritt 1 und 2 am anderen Arm.

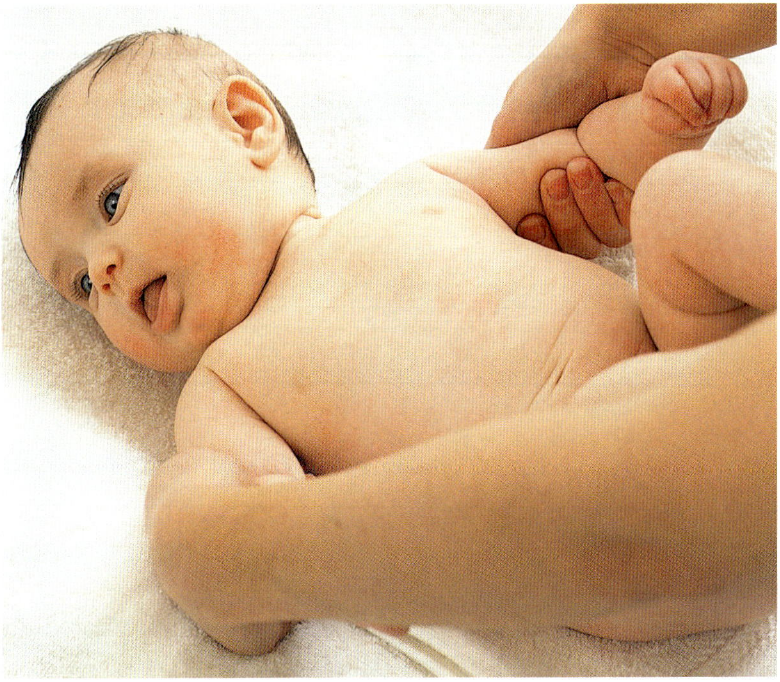

3 Massieren Sie nun an beiden Armen gleichzeitig. Dabei intensivieren und lockern Sie abwechselnd den Druck auf die zwischen Ihren Fingern und Daumen gehaltenen Muskeln und bewegen sich von den Schultern bis zu den Händen hinab.

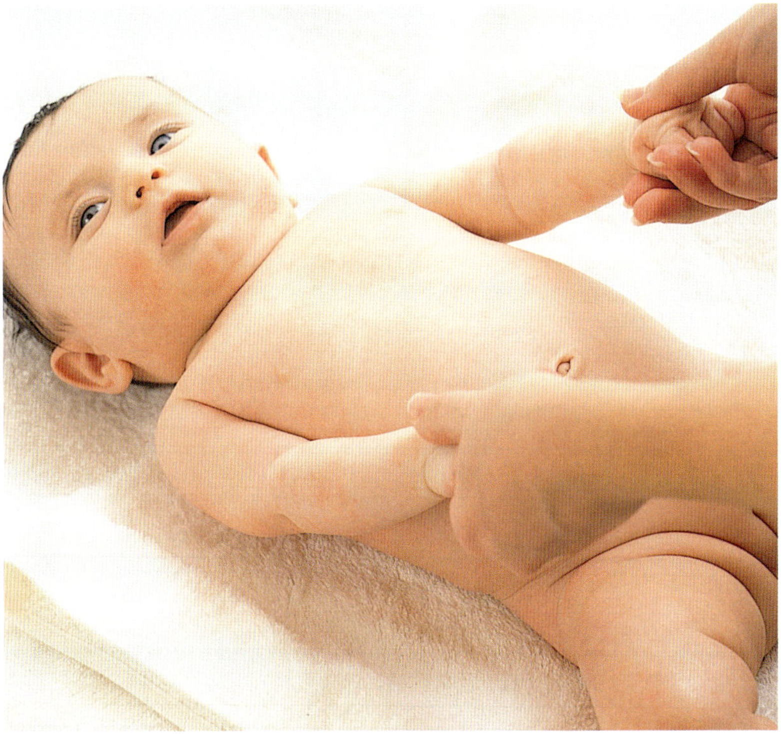

4 Nehmen Sie die Arme Ihres Babys in Ihre Handflächen und lassen Sie sie von den Schultern abwärts sanft durch Ihre Handflächen gleiten. Drücken Sie Ihre Hände leicht zusammen beim Wegziehen. 3- bis 4-mal wiederholen.

HINWEIS

Bei einem Säugling ist es ein natürlicher Reflex, die Arme nahe beim Körper zu halten. Diese Übung verbessert die Flexibilität und Koordination Ihres Babys.

HÄNDE

Die Massage der Hände gehört mit zu den instinktivsten Formen der Berührung. Sie kann fast überall durchgeführt und sogar zu einem Bestandteil des Spielens gemacht werden. Von dem Zeitpunkt an, wenn Neugeborene unsere Finger ergreifen bis zu dem Augenblick, wo sie Objekte halten können, vergehen bis zu 12 Monate. Die Kommunikation durch Berührung ist ein sehr wichtiger Teil des Bindungsprozesses, genau wie das Auf-den-Arm-Nehmen und das Streicheln.

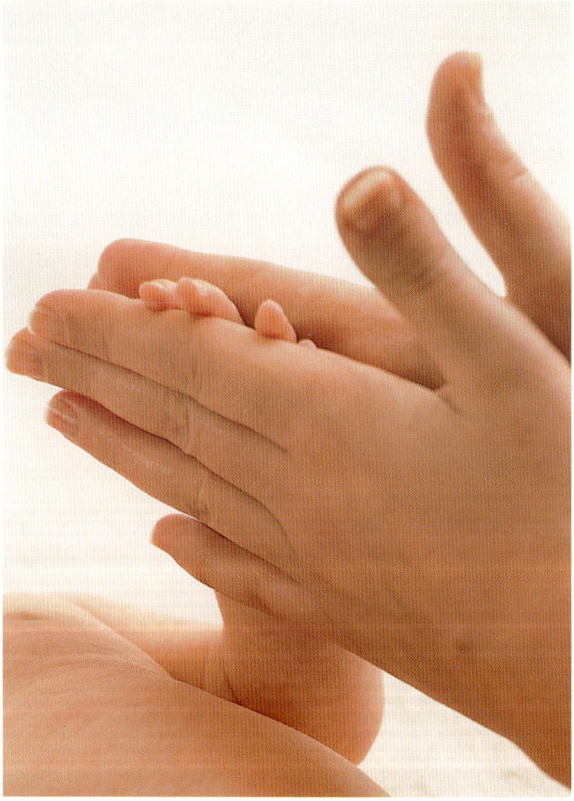

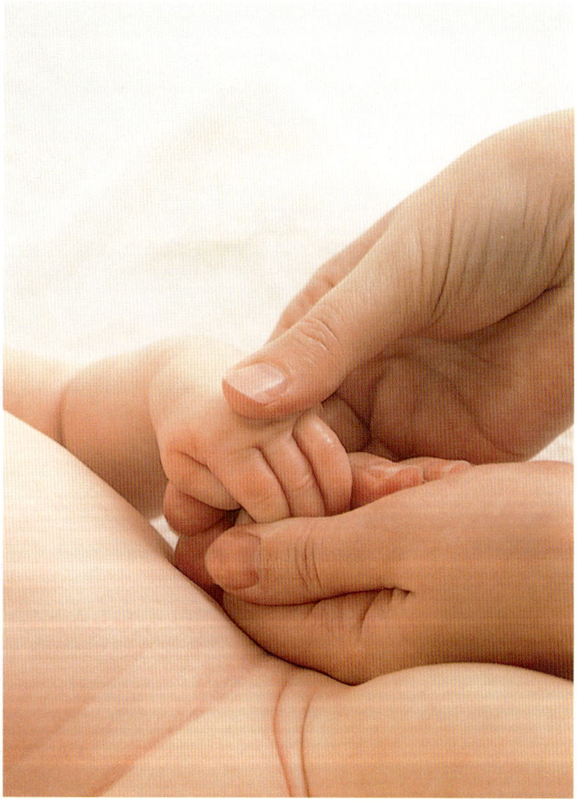

1 Nehmen Sie eine Hand Ihres Babys zwischen Ihre Handflächen und reiben Sie sie hin und her, um sie zu entspannen und gerade auszurichten. Fahren Sie 15 Sekunden so fort.

2 Legen Sie Ihre Finger in die Handfläche Ihres Babys und Ihren Daumen auf den Handrücken. Rollen Sie Ihren Daumen in sehr kleinen Bewegungen sanft rückwärts und vorwärts und bearbeiten Sie so den Bereich vom Handgelenk bis zu den Fingerwurzeln.

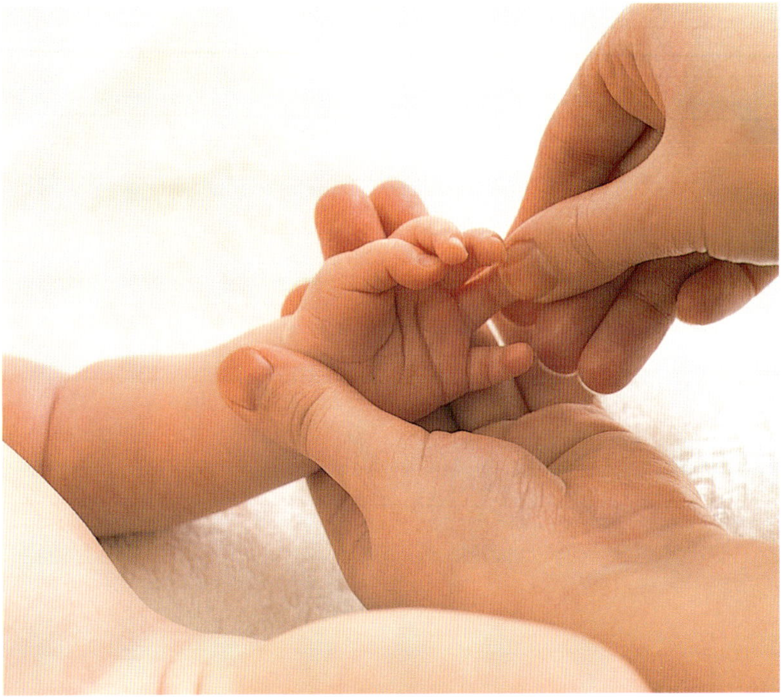

3 Nehmen Sie einen Finger Ihres Babys zwischen Zeigefinger und Daumen und ziehen Sie den Finger der Länge nach sanft durch Ihre Finger. Drücken Sie kurz vor dem Loslassen sanft die Fingerspitze. Wiederholen Sie das mit jedem Finger.

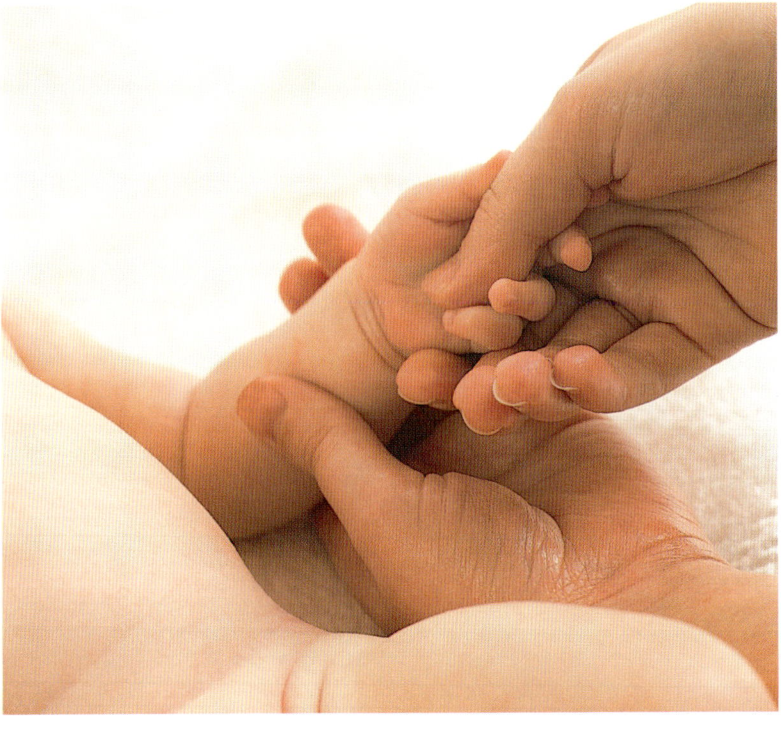

4 Drehen Sie die Hand des Babys um und führen Sie mit dem Daumen kleine, kreisende Bewegungen auf seiner Handfläche aus. Üben Sie so viel Druck auf die Hand des Babys aus, dass sie sich während der Massage öffnet.

Wiederholen Sie Schritt 1–4 an der anderen Hand.

BAUCH UND UNTERLEIB

Achten Sie bei der Bauchmassage darauf, dass der Nabelschnurbereich abgeheilt ist. Ihr Baby sollte die Massage in diesem sehr empfindlichen Bereich entspannt genießen können. Unterbrechen Sie sofort, wenn es Anzeichen von Unbehagen zeigt. Nehmen Sie es hoch und liebkosen Sie es, bevor Sie weitermachen. Der Bereich fühlt sich straff an, wenn Ihr Baby Angst hat, und weich, wenn es entspannt ist. Drücken Sie in der Bauchgegend nicht stark auf, da dies Beschwerden in den darunter liegenden Eingeweiden und der Blase verursachen kann.

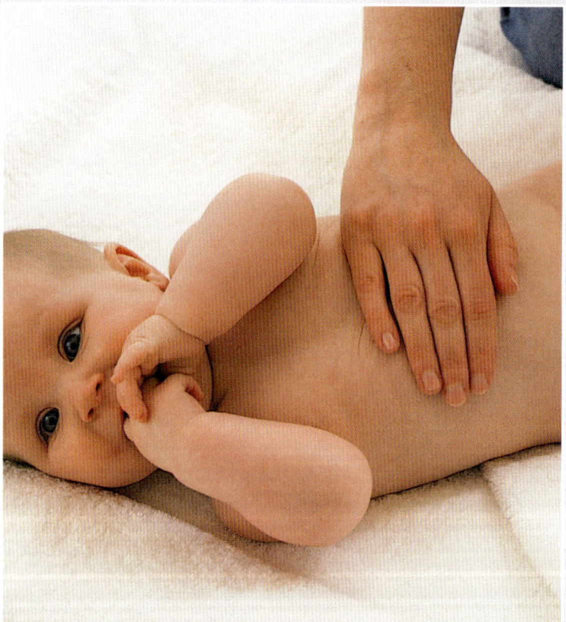

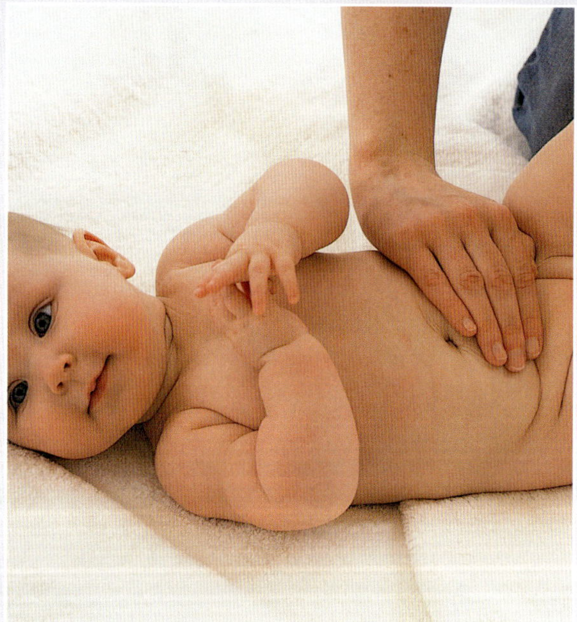

1 Legen Sie die eingeölte Hand auf den Bauch des Babys und lassen Sie sie kurz dort ruhen. Mit der anderen Hand halten Sie die Knöchel, um die Beine zu stützen. Massieren Sie in Effleurage-Technik kreisförmig im Uhrzeigersinn. Arbeiten Sie in diesem Bereich immer im Uhrzeigersinn und folgen Sie damit dem Fluss durch den Darmtrakt. 3- bis 4-mal wiederholen.

2 Danach formen Sie eine hohle Hand und drehen sie, um sie horizontal über diesen Bereich bewegen zu können. Massieren Sie den Abschnitt zwischen Hüften und unteren Rippen und streichen Sie dabei sanft von einer Seite zur anderen. Fahren Sie 15 Sekunden so fort.

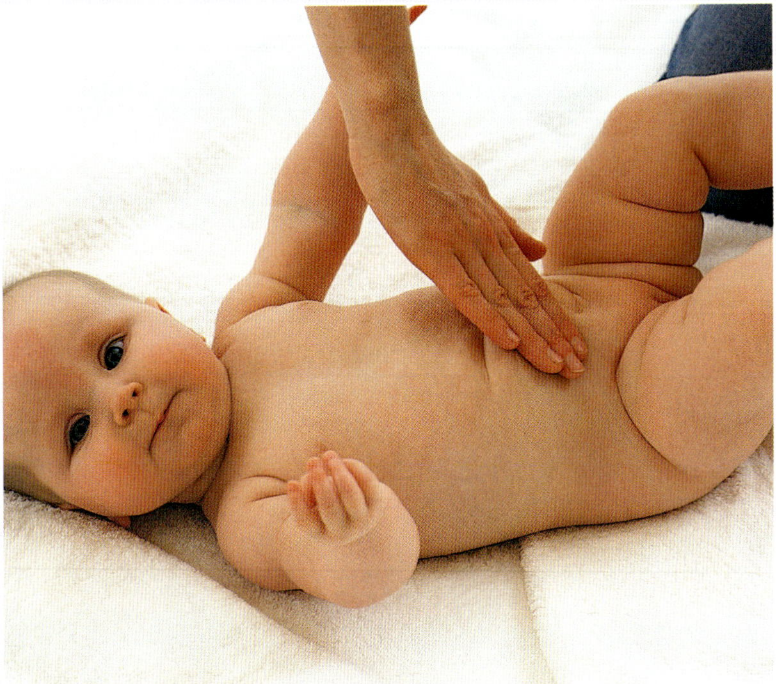

3 Bleiben Sie in dem Bereich und massieren Sie abwechselnd mit den Fingerkuppen beider Hände die linke Seite zwischen Hüfte und unterem Rippenbogen, wobei Sie im Nabelbereich die Streichbewegungen stets unterhalb des Nabels ausführen. Wiederholen Sie das 3- bis 4-mal. Gehen Sie dann zur rechten Seite über und wiederholen Sie das Ganze.

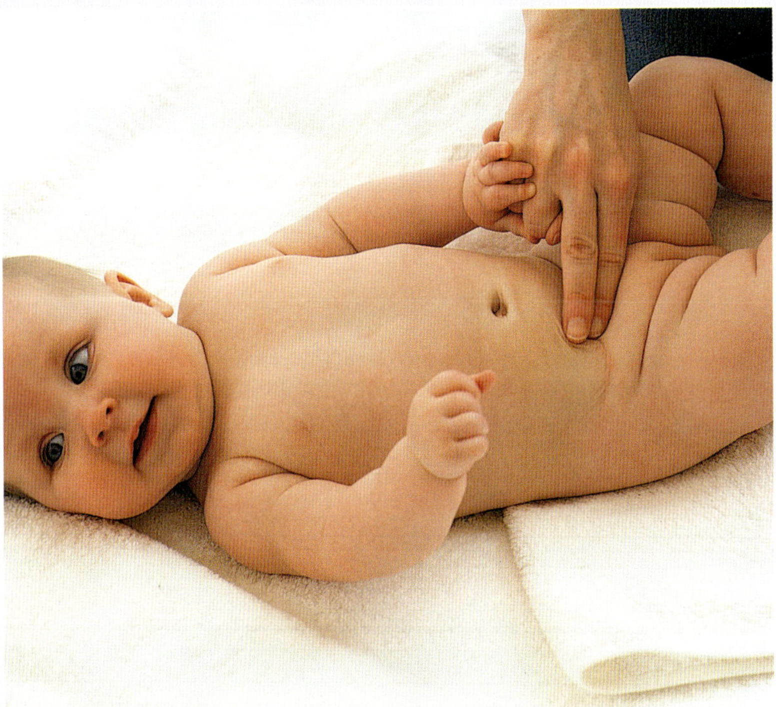

4 Kehren Sie zur Bauchmitte des Babys zurück und wiederholen Sie Schritt 1. Nun vergrößern Sie die Kreisbewegungen, um das Schambein und den Bereich unter dem Nabel mit einzubeziehen. Versuchen Sie, die Finger vorn leicht abzuheben, das verstärkt den Druck der Hand. An diesem Punkt kann es passieren, dass das Baby uriniert oder den Darm entleert. Das ist eine natürliche Reaktion, weil Sie sich über der Blase und dem Dickdarm befinden. Halten Sie dafür Wischpapier bereit.

HÜFTEN

Die Entwicklung der Hüften spielt eine wichtige Rolle für die Mobilität und die Körperhaltung. Am Anfang sind Babys sehr biegsam, diese Elastizität kann durch regelmäßige Massage später beibehalten werden. Am Ende dieser Massage schütteln Sie die Beine des Babys sanft aus und streichen an jedem Bein von der Hüfte bis zur Zehe entlang.

1 Halten Sie die Knöchel des Babys mit beiden Händen. Falls seine Beine nicht entspannt sind, versuchen Sie, sie durch sanfte Schüttelbewegungen oder spielerische Positionen zu lockern. Beugen und strecken Sie abwechselnd jedes Bein des Babys, als würde es Rad fahren. Führen Sie die Bewegungen geschmeidig und fließend 15 Sekunden lang durch.

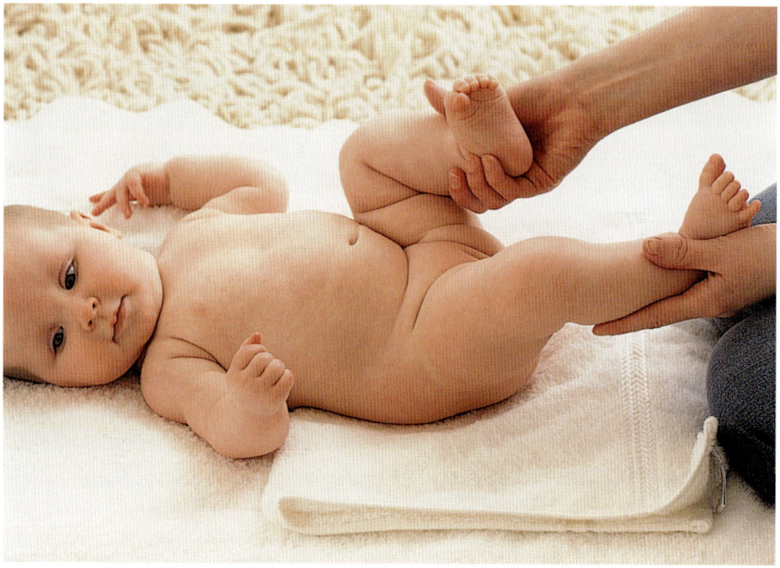

2 Drücken Sie die Füße des Babys aufeinander, Zehe gegen Zehe und Ferse gegen Ferse. Dann lassen Sie los. Die Knie sollten immer nach außen gebogen sein. Wenn das Baby es als unangenehm empfindet, erzwingen Sie es nicht und gehen Sie zum nächsten Schritt über. Andernfalls fahren Sie 15 Sekunden lang auf diese Weise fort.

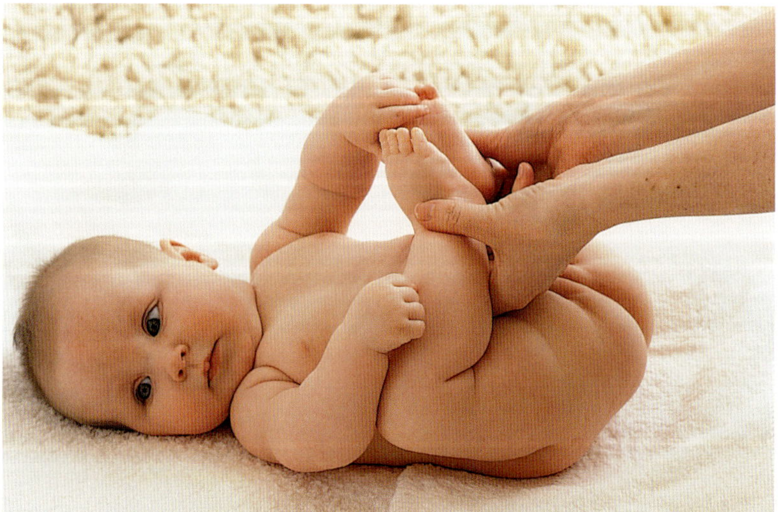

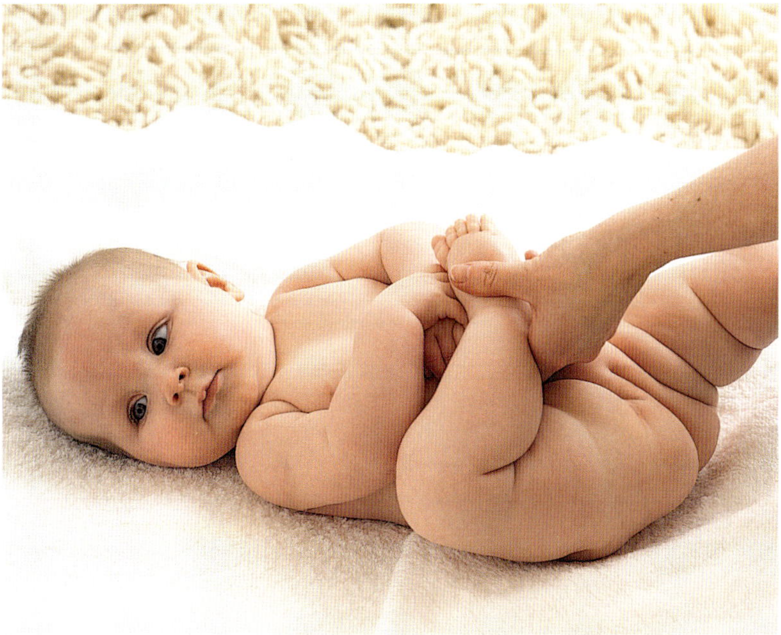

3 Sie nehmen den rechten Fuß des Babys in Ihre linke Hand – seine Knie sind immer noch nach außen gerichtet – und legen ihn auf seinen Nabel. Mit der anderen Hand reiben oder massieren Sie in Petrissage-Technik etwa 20 Sekunden lang die Pobacke und die Rückseite des Oberschenkels. Anschließend das Bein zurückbewegen und vorsichtig strecken. Wiederholen Sie den Vorgang mit dem anderen Bein.

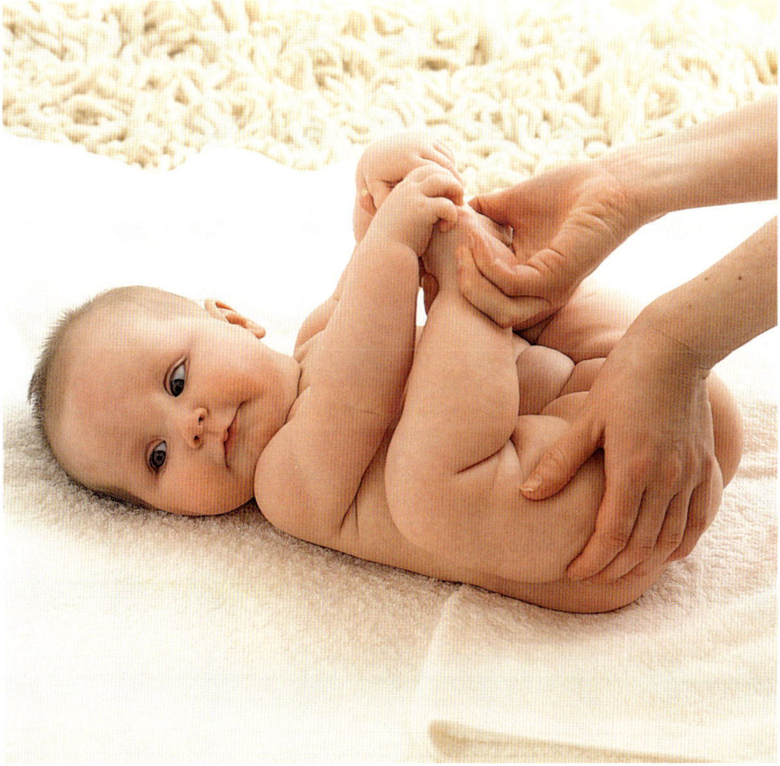

4 Wiederholen Sie Schritt 1 und 2. Bei geschlossenen Füßen halten Sie die beiden Beine des Babys mit der rechten Hand an den Knöcheln und legen sie dann sanft auf den Nabel. In dieser Position massieren Sie mit der linken Hand 15 Sekunden lang rund um den Ansatz der Wirbelsäule herum und den Pobereich.

HINWEIS

Hüftmassage ist gut für Babys, die schon gerne stehen, bevor sie ohne fremde Hilfe sitzen können – und sie macht die Gelenke beweglich.

BEINE

Die Beinmassage fördert die Koordination und stärkt den unteren Rückenbereich. Bis zum dritten Monat bewegen Babys ihre Beine sehr stark und kräftigen sie auf diese Weise. Diese Kraft brauchen sie, wenn sie sitzen und stehen lernen. Die Massage fördert auch die Biegsamkeit der Knie- und Knöchelgelenke Ihres heranwachsenden Babys.

1 Halten Sie das rechte Bein mit der rechten Hand am Knöchel fest. Mit der eingeölten Linken streichen Sie in Effleurage-Technik das Bein vom Knöchel bis zur Hüfte hoch und seitlich wieder nach unten. Geben Sie beim Aufwärtsstreichen leichten Druck. 3- bis 4-mal wiederholen.

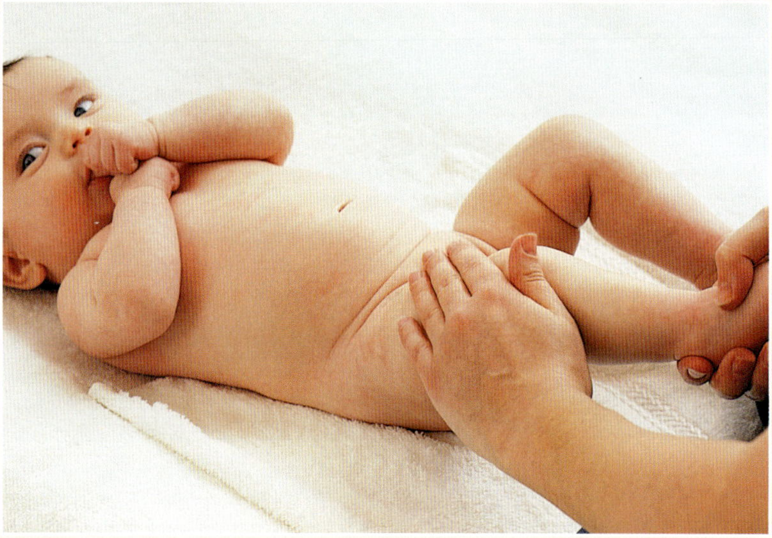

2 Legen Sie die Finger unter den Oberschenkel und den Daumen darauf und massieren Sie mit der Daumenkuppe den ganzen Schenkel mit kleinen Kreisbewegungen. Wiederholen Sie Schritt 1 und 2.

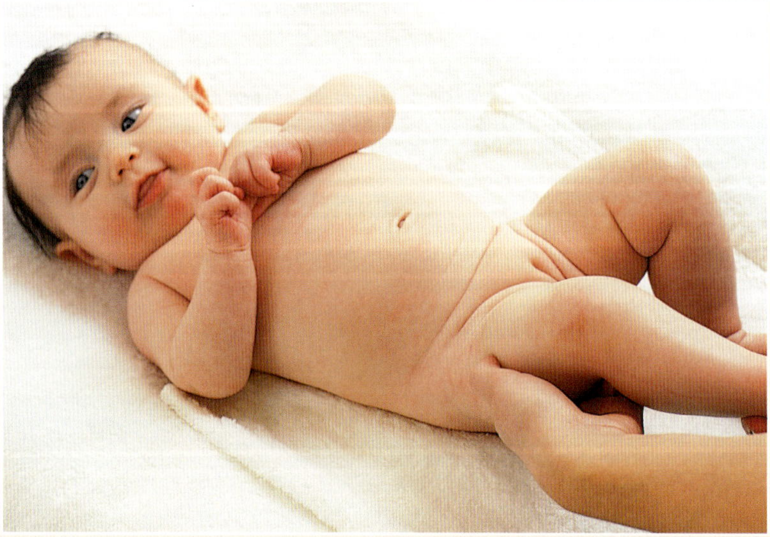

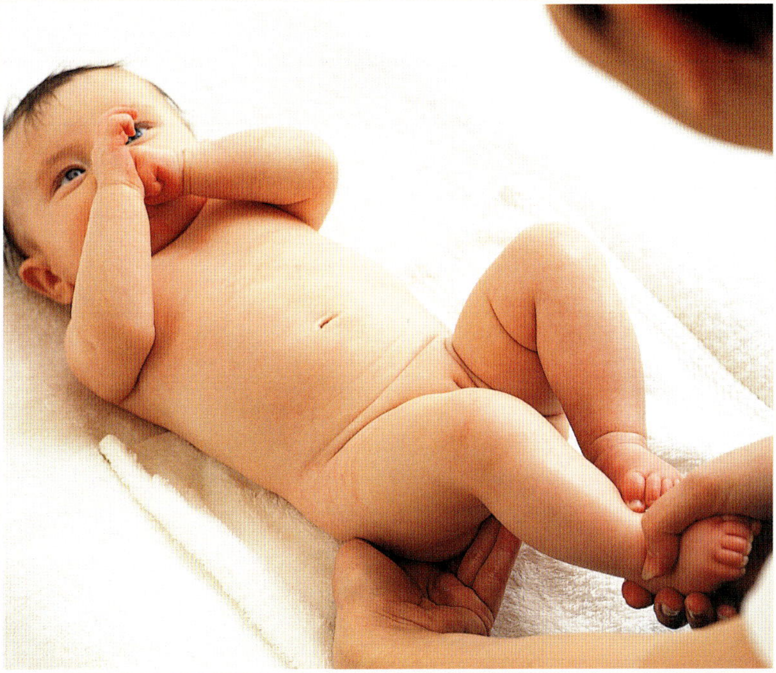

3 Drücken Sie das Bein Ihres Babys in Petrissage-Technik sanft in der Hand. Massieren Sie dabei von den Oberschenkeln zu den Knöcheln hinab. Wiederholen Sie Schritt 1–3 am anderen Bein.

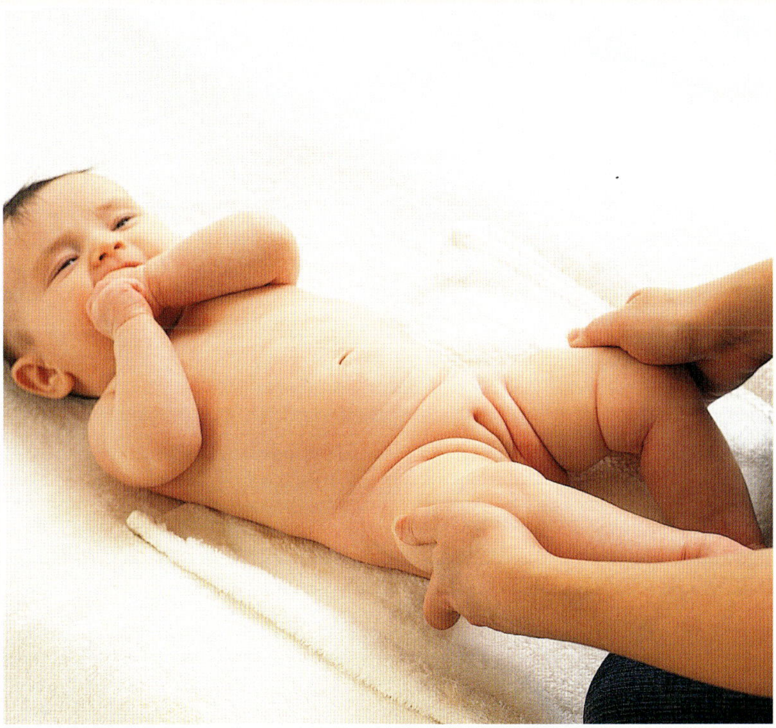

4 Die Hände auf die Innenseiten der Oberschenkel legen, nach außen gleiten lassen und hinten an den Beinen zu den Knöcheln hinunterstreichen. Drücken Sie sanft, aber stark genug, um die Beine gerade auszurichten. Vorne zu den Oberschenkeln zurückkehren. 3- bis 4-mal wiederholen.

HINWEIS

Die Beinmassage hilft Ihrem Baby, die Fähigkeit zu entwickeln, sitzen, stehen und gehen zu können.

FÜSSE

Eine Fußmassage kann sehr wohltuend sein, solange Ihr Massagegriff fest ist und Sie sich auf die Fußspitzen und -seiten konzentrieren. Diese sind weniger empfindlich oder kitzlig als die Fußsohlen. Die Fußmassage hilft den Füßen, sich zu strecken, und bereitet sie darauf vor, Ihr Baby später auch im Stehen zu tragen.

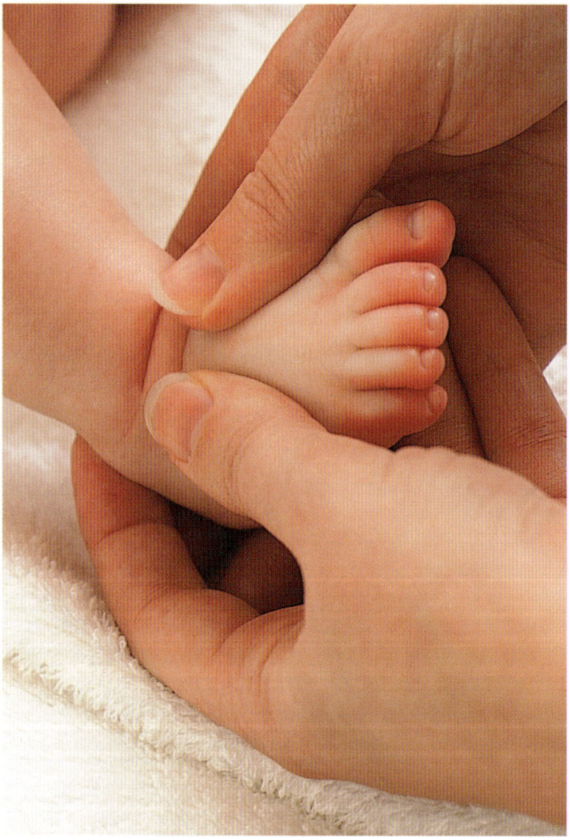

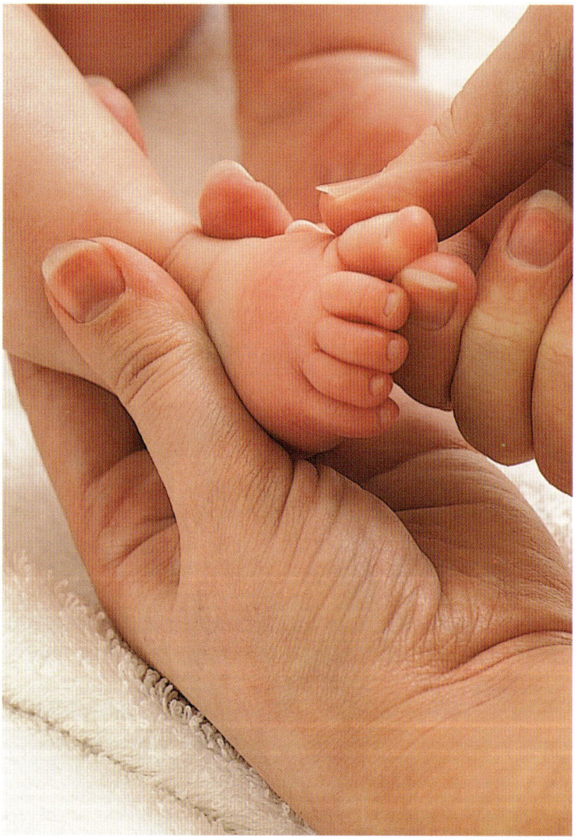

1 Nehmen Sie den Babyfuß in beide Hände. Die Fußsohle liegt auf Ihren Fingern und Ihre Daumen befinden sich auf dem Fußrücken. Bewegen Sie nun die Daumenkuppen über den ganzen Bereich hin und her. Wiederholen Sie das 15 Sekunden lang.

2 Nehmen Sie nacheinander jede Zehe zwischen Zeigefinger und Daumen und rollen Sie sie sanft vor und zurück. Spreizen Sie die Zehen dabei leicht auseinander.

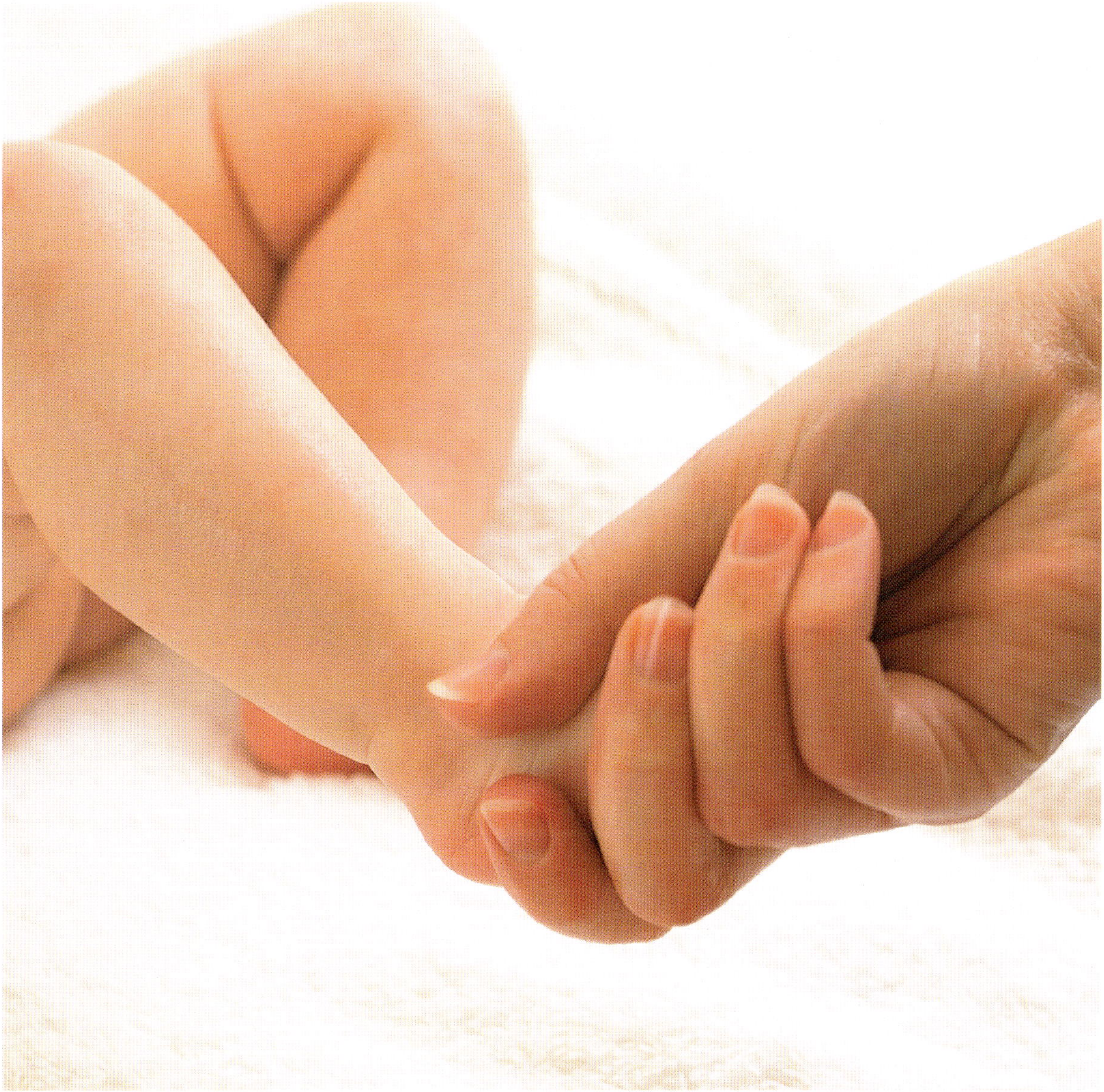

3 Umschließen Sie mit der Hand den Knöchel Ihres Babys und ziehen Sie sanft den ganzen Fuß durch die Hand. Beim Loslassen des Fußes drücken Sie leicht die Zehenspitzen.

Wiederholen Sie das mit dem anderen Fuß.

HINWEIS

In diesen Massageabschnitt lassen sich auf Wunsch entsprechende Griffe aus der Reflexzonenmassage einbauen.

RÜCKEN

Rücken und Wirbelsäule sind die wichtigsten Teile des Knochengerüsts, sowohl bei Babys als auch bei Erwachsenen. Ein kräftiger, beweglicher Rücken führt zu guter Haltung und einem gut ausbalancierten Körper. Regelmäßige Massage stärkt den Rücken (siehe Seite 66–67) und versetzt Ihr Baby in die Lage, schneller ohne Hilfe zu sitzen und vielleicht sogar zu stehen.

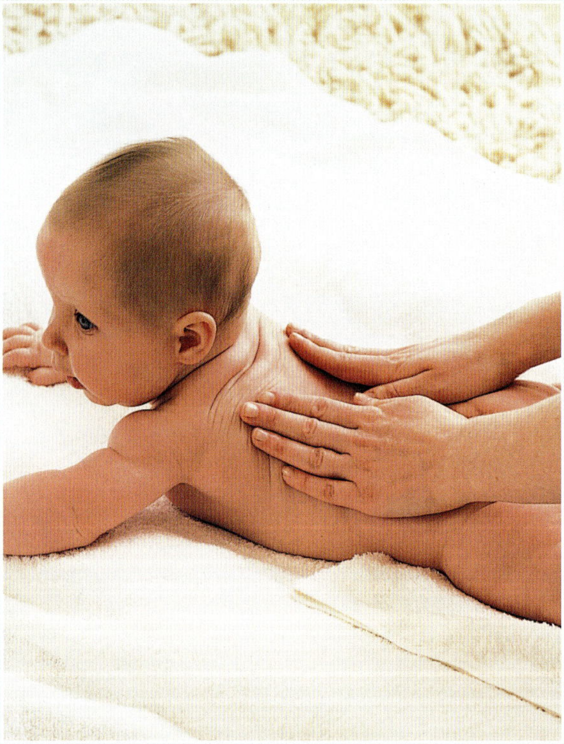

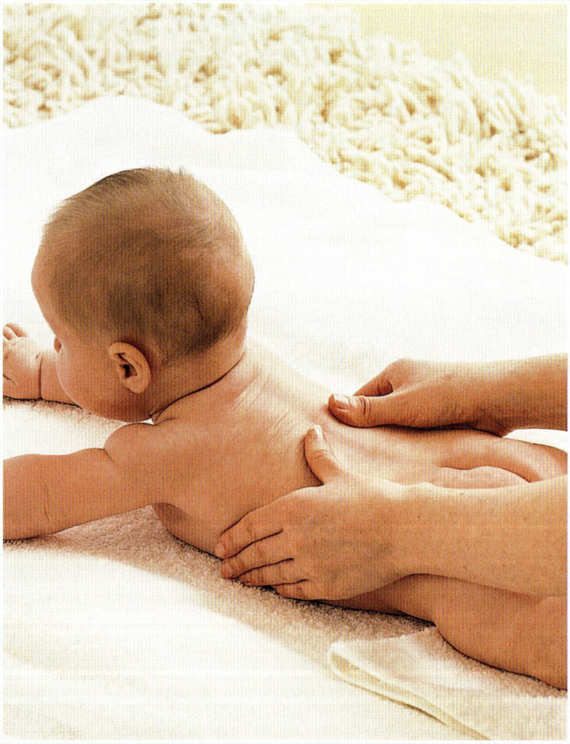

1 Legen Sie die Handflächen rechts und links unten an die Wirbelsäule Ihres Babys (bei kleinen Babys setzen Sie nur die Fingerkuppen ein) und gleiten Sie mit Effleurage-Streichbewegungen nach oben. Fahren Sie oben über die Schultern und Arme und in einem langen Strich an den Seiten des Rumpfes hinunter zum Po und hinten über die Beine. 3- bis 4-mal wiederholen.

2 Mit den Daumen- oder Fingerkuppen massieren Sie in kleinen, reibenden Kreisbewegungen an beiden Seiten der Wirbelsäule entlang. Arbeiten Sie sich von unten an der Wirbelsäule hoch zu den Schultern. 3- bis 4-mal wiederholen.

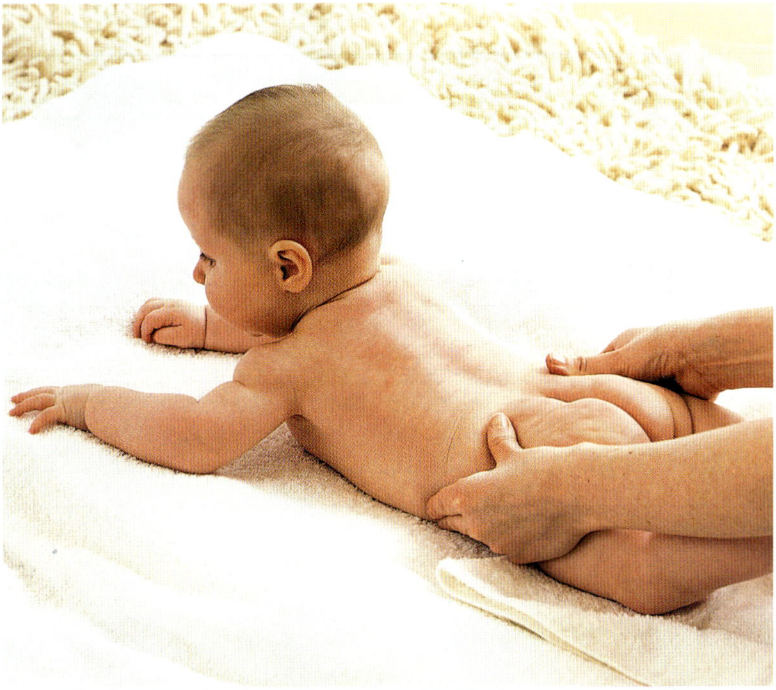

3 Verwenden Sie hier den gleichen Griff wie bei Schritt 2 und konzentrieren Sie sich nun auf den Pobereich. Sie streichen nach außen, den Pobacken folgend, von der Mitte zur Außenhüfte. Massieren Sie beide Seiten gleichzeitig. 3- bis 4-mal wiederholen.

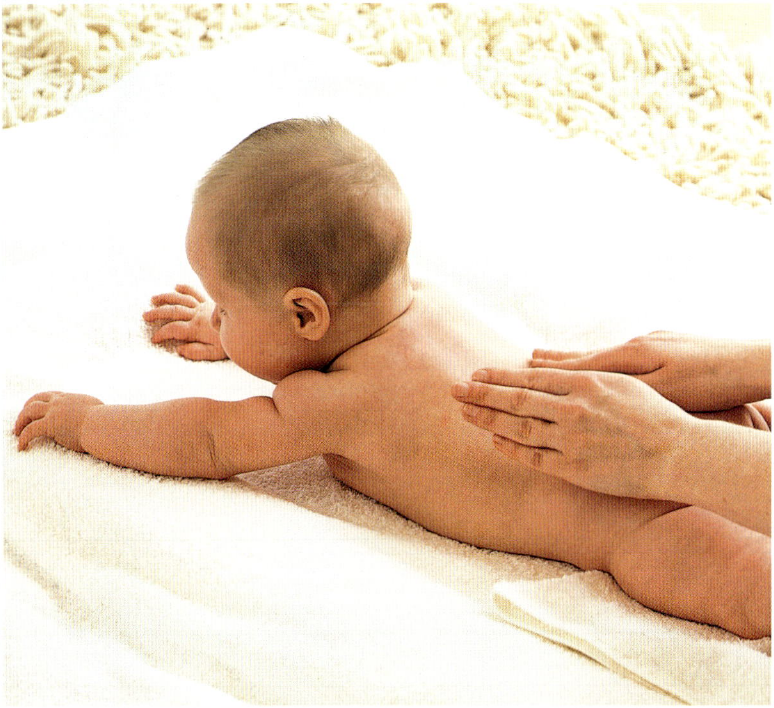

4 Abwechselnd dazu klopfen Sie mit hohlen Händen sanft und rhythmisch über den ganzen Rücken des Babys und die Schultern sowie in Auf- und Abwärtsbewegungen an beiden Seiten der Wirbelsäule entlang. Üben Sie keinen direkten Druck auf die Wirbelsäule aus. Fahren Sie 15 Sekunden so fort.

5 Massieren Sie horizontal über den Rückenbereich. Legen Sie eine Hand auf jede Seite des Rumpfes und arbeiten Sie sich mit Drehbewegungen den Rücken vom Gesäß bis zu den Schultern hoch. Bei diesem Massagegriff ist es wichtig, dass Sie mit beiden Händen im gleichen Rhythmus die Seiten hinaufgleiten und über den Rücken bis zu den Schultern. Dabei werden die Hände stets gleichmäßig hochgezogen und nach unten gedrückt. 3- bis 4-mal wiederholen.

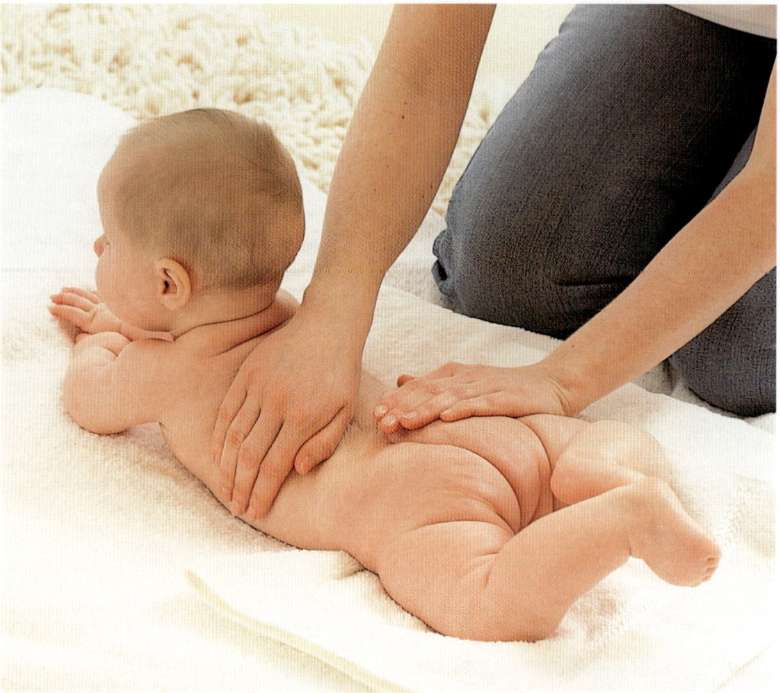

6 Umspannen Sie mit der hohlen Hand den Po Ihres Babys und legen Sie die andere Hand oben auf den Rücken. Lassen Sie dann die Hand nach unten zur anderen Hand gleiten. Bevor Sie die Hand wegnehmen, üben Sie ganz leichten Druck auf den Po aus. 3- bis 4-mal wiederholen.

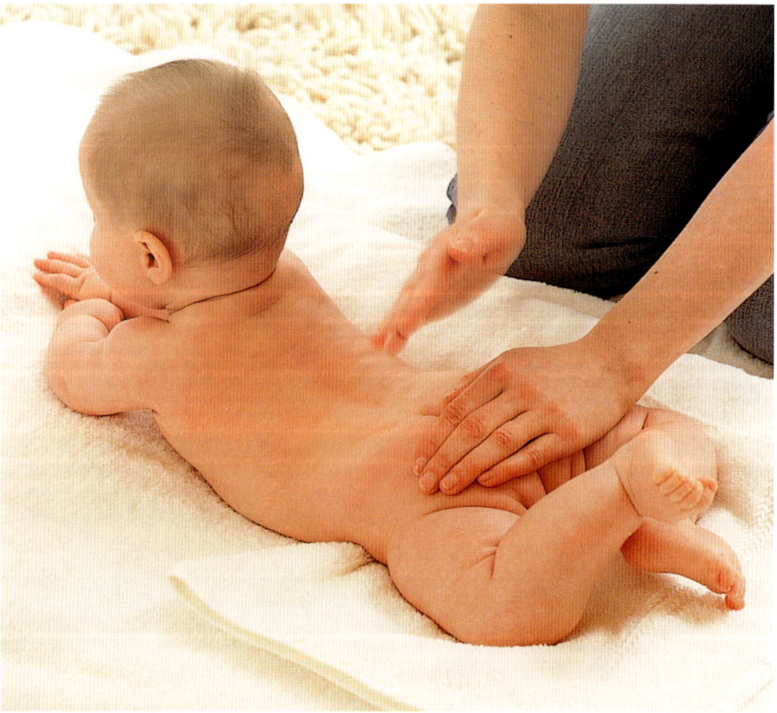

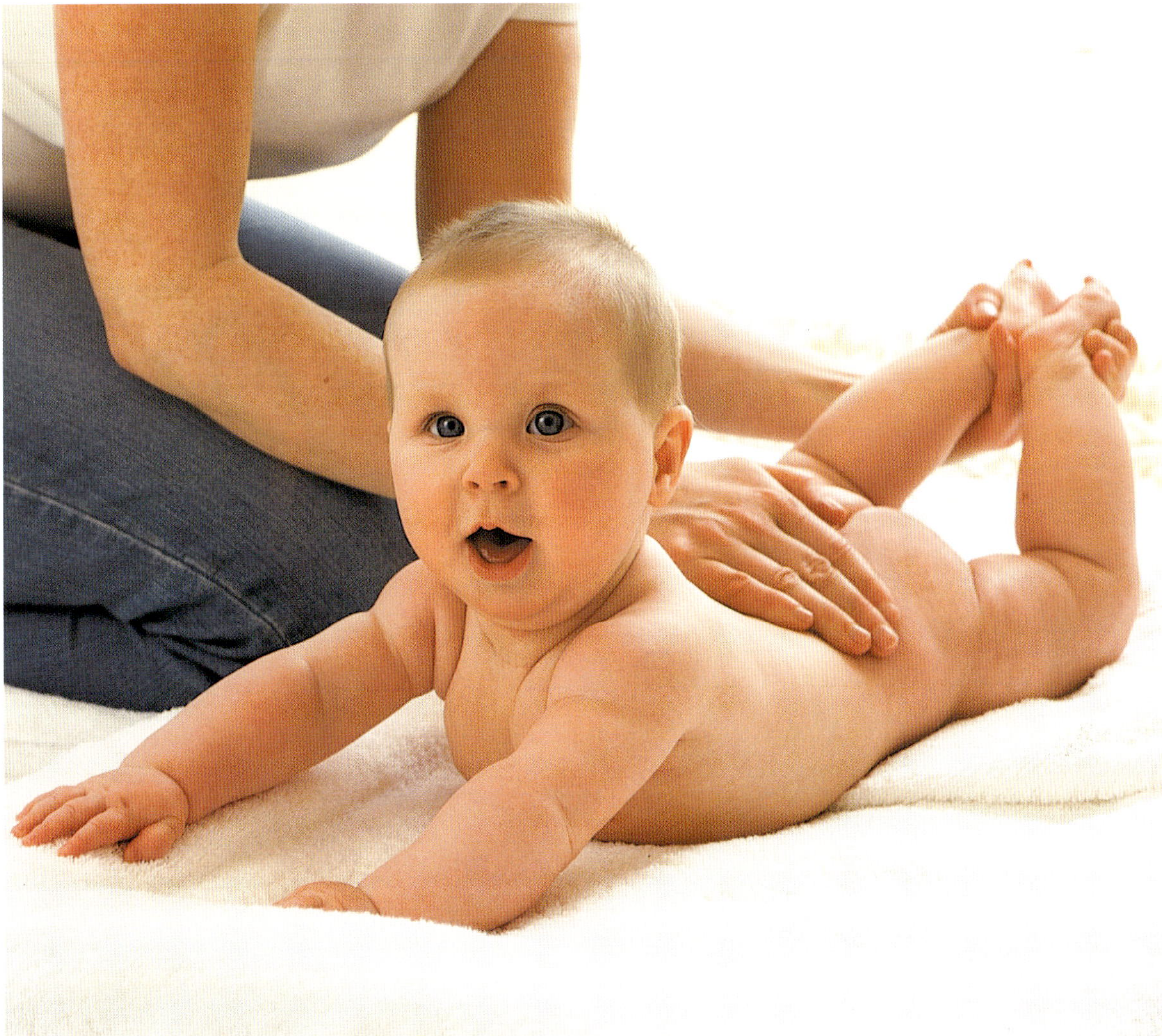

7 Halten Sie die Knöchel des Babys mit einer Hand. Heben und strecken Sie die Beine ganz leicht und massieren Sie mit der anderen Hand in der Effleurage-Technik den Rücken und die Rückseite der Beine bis zu den Füßen. 3- bis 4-mal wiederholen.

HINWEIS

Die Rückenmassage beruhigt die Rückennerven und entspannt. Bei sehr kleinen Babys kann es eine Weile dauern, bis sie sich an die Bauchlage gewöhnt haben. In diesem Fall führen Sie die waagerechten Striche (Schritt 5) aus, während Ihr Baby sich gegen Sie lehnt.

STÄRKUNG FÜR DEN RÜCKEN

Diese zusätzliche Rückenmassage sollten Sie anwenden, um den Rücken zu stärken, wenn Ihr Baby bereits mit Ihrer Hilfe oder sogar schon allein sitzen kann. Sie können sie zur Abwechslung in den normalen Ablauf integrieren oder als eigene 5-minütige Massage durchführen.

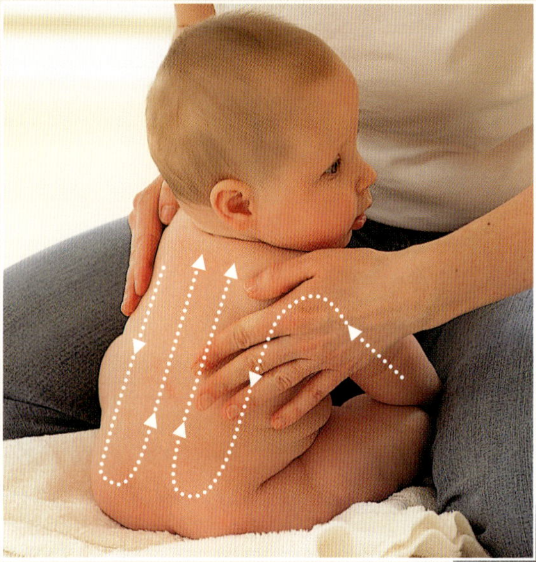

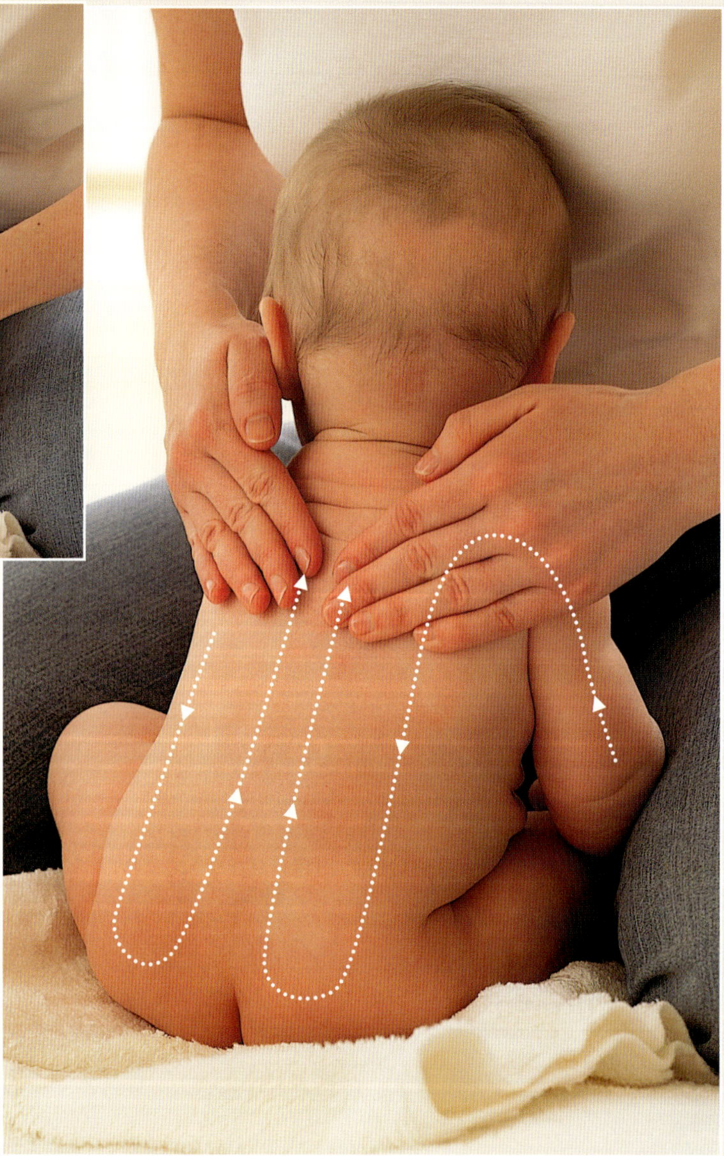

1 Setzen Sie das Baby zwischen Ihre Beine und wenden Sie mit beiden Händen die Effleurage-Technik an. Streichen Sie von der Rückseite der Ellbogen zur Oberseite der Arme, den Rücken hinab zum Ansatz der Wirbelsäule und zu beiden Seiten des Rückgrats wieder nach oben. Das erfolgt in einem langen, schwungvollen Strich, wobei Sie nur bei der Abwärtsbewegung am Rücken Druck ausüben. 3- bis 4-mal wiederholen.

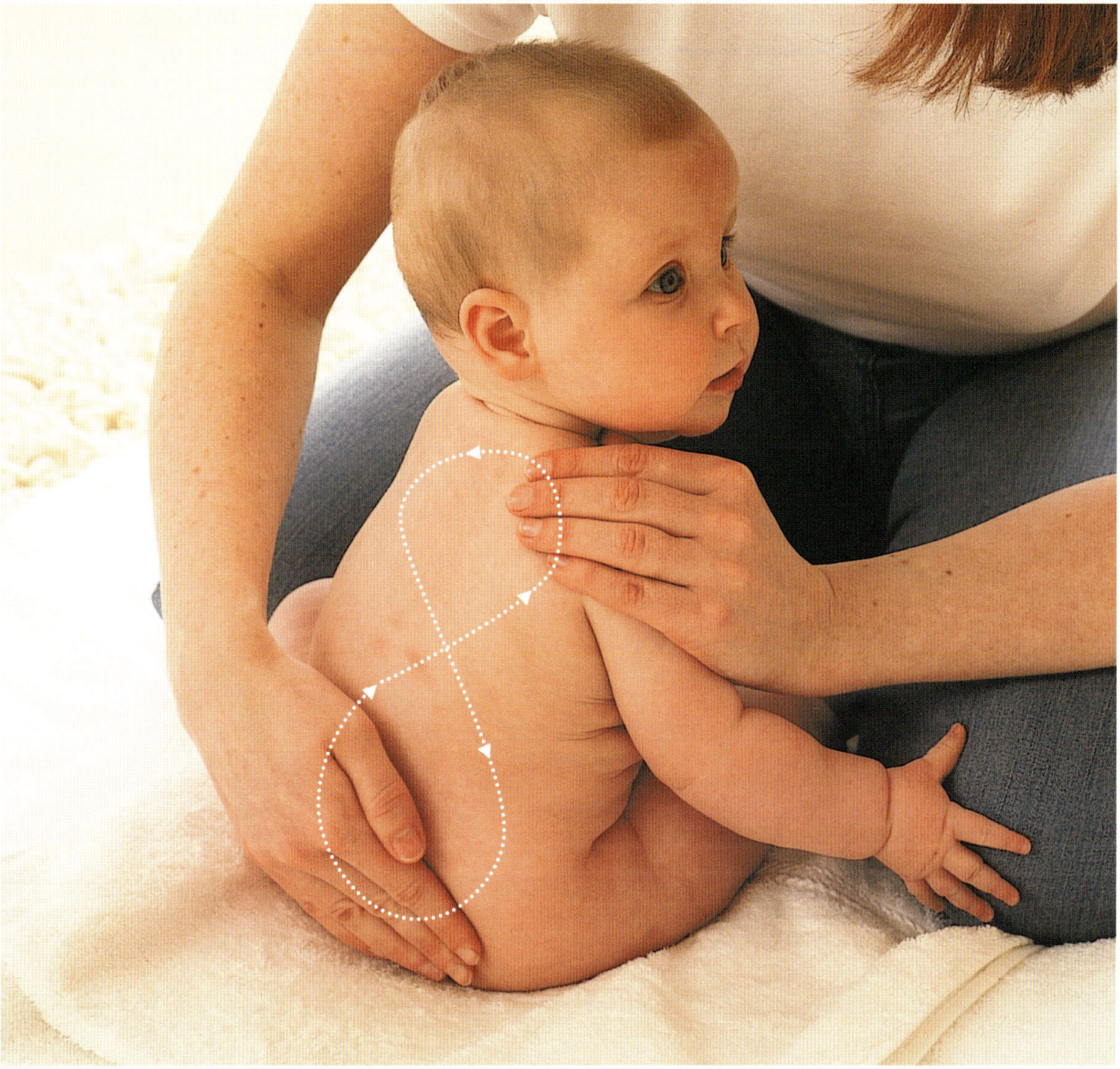

2 Legen Sie in der gleichen Position eine Hand auf die Schulter des Babys, um es zu stützen. Beginnen Sie mit der anderen Hand oben auf der gegenüberliegenden Schulter und zeichnen Sie eine Acht über den ganzen Rückenbereich. Üben Sie oben an den Schultern und unten am Rückenansatz sanften Druck aus. 3- bis 4-mal wiederholen.

HINWEIS

Diese Massage können Sie auch anwenden, wenn Ihr Baby liegt oder auf Ihrem Schoß ist. In sitzender Haltung können Sie mit Rücken, Armen und Beinen fortfahren, wenn Sie wollen.

GESICHT

Eine Gesichtsmassage wirkt sowohl auf Erwachsene als auch auf Babys sehr beruhigend. Gerade abends kann ein entspanntes Baby dann schneller einschlafen. Achten Sie bei der Gesichtsmassage auf die empfindlichen Bereiche und verwenden Sie ein wenig leichtes Öl, um die Haut nicht zu ziehen. Manche Babys sträuben sich dagegen, aber das ändert sich mit zunehmendem Alter.

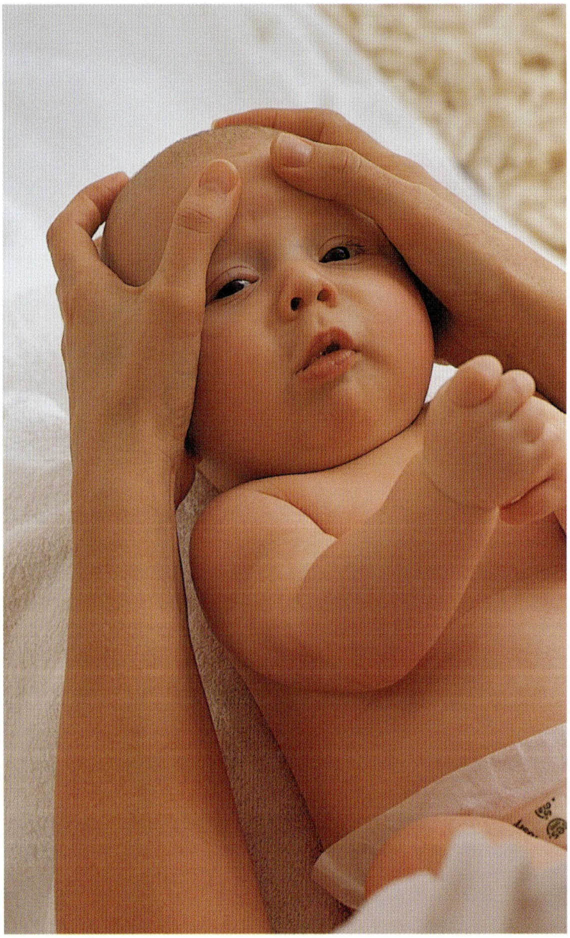

1 Umfassen Sie das Gesicht Ihres Babys wie in der Abbildung. Dann die Daumen auf die Stirnmitte legen und seitlich nach außen gleiten lassen. 3- bis 4-mal wiederholen.

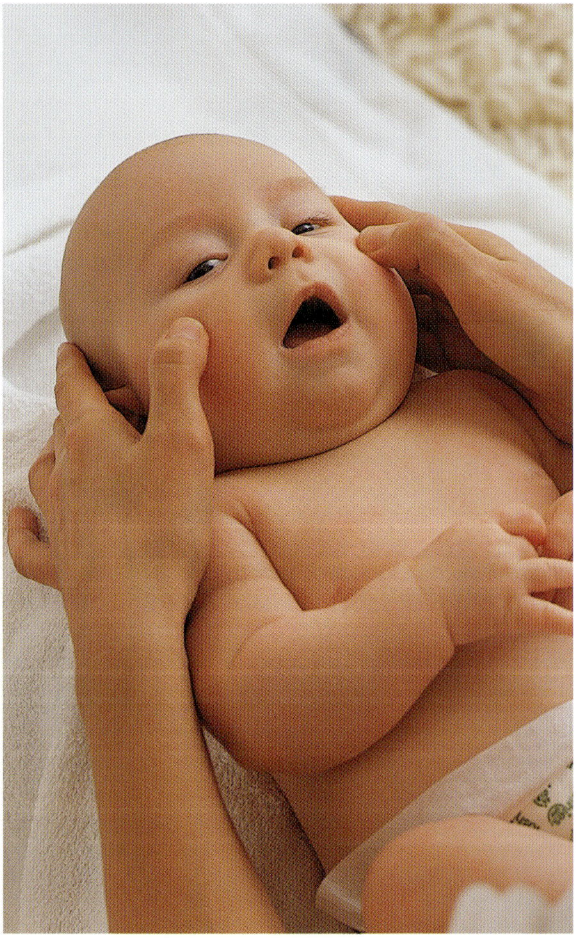

2 Legen Sie die Daumen auf beide Seiten der Nasenlöcher des Babys und lassen Sie sie über die Wangen nach außen zur Seite gleiten. 3- bis 4-mal wiederholen.

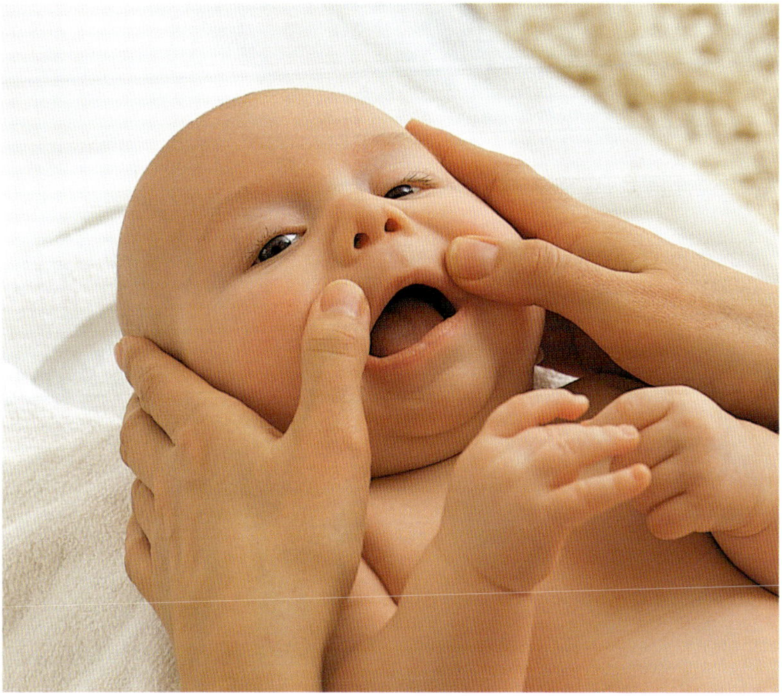

3 Legen Sie beide Daumen über die Oberlippe des Babys und massieren Sie kreisförmig um den Mund herum nach außen und dann nach innen. Die Bewegung endet auf der Kinnmitte. 3- bis 4-mal wiederholen.

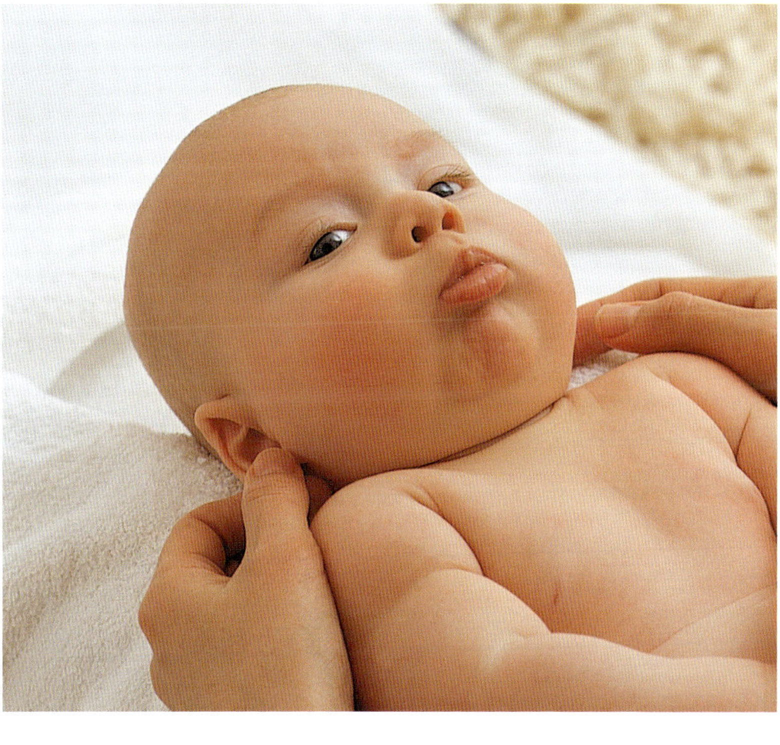

4 Zum Schluss drücken Sie die Ohrläppchen des Babys sanft zwischen Zeigefinger und Daumen. Dann ziehen Sie sie sanft nach unten und lassen sie los.

HINWEIS

Wenn Ihr Baby älter ist, sitzen Sie bei dieser Massage vielleicht lieber hinter dem Rücken Ihres Kindes. In dieser Position massieren Sie in der beschriebenen Reihenfolge mit den Fingern horizontal über sein Gesicht.

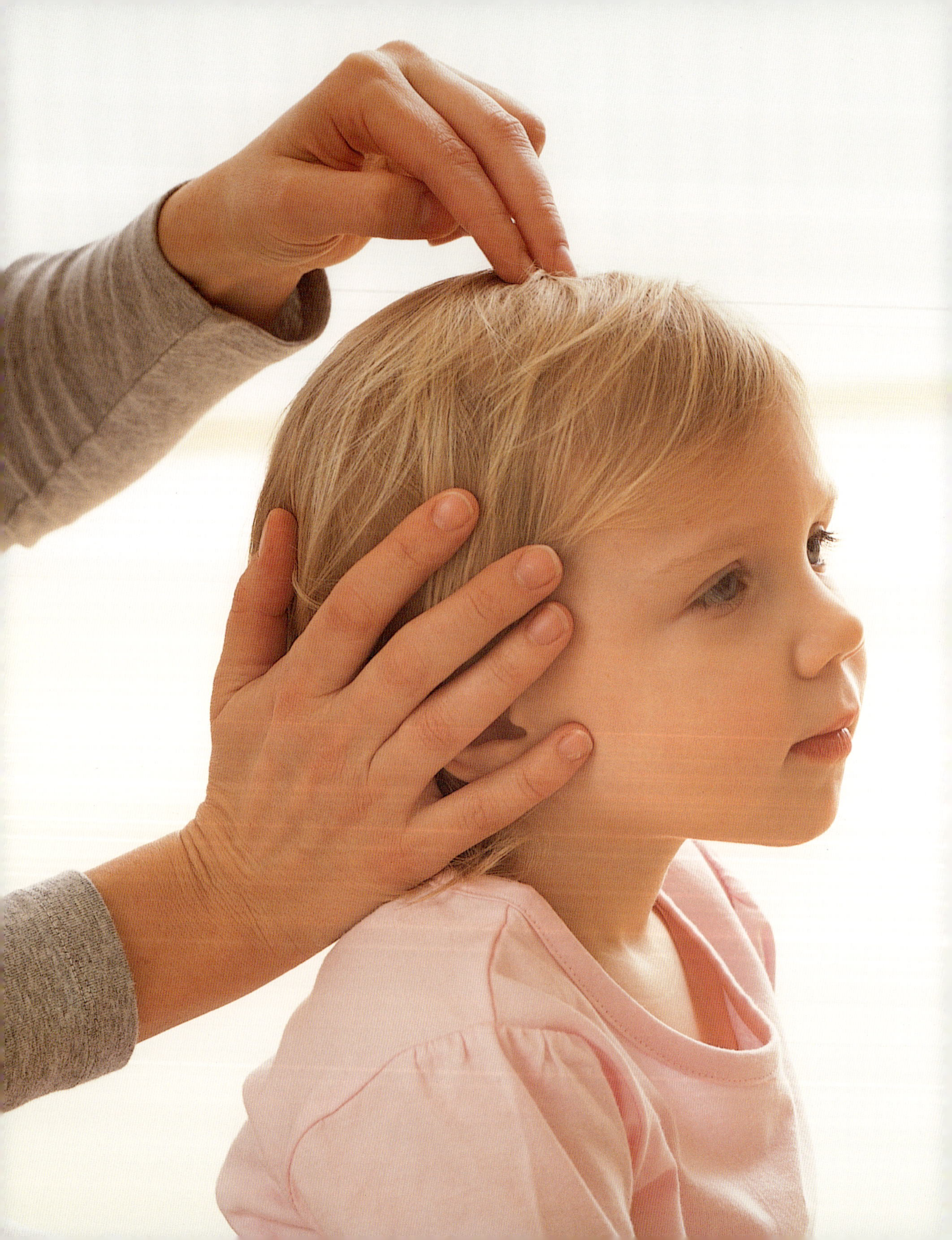

INDISCHE KOPF-MASSAGE

Die Indische Kopfmassage wird bereits in den uralten medizinischen Lehrbüchern des Ayurveda beschrieben und seit Jahrtausenden in Indien praktiziert. Ayurveda *setzt sich aus den Sanskrit-Wörtern* ayur *(Leben) und* veda *(Wissenschaft) zusammen und bedeutet „die Wissenschaft vom Leben". Ayurveda will die Person statt die Krankheit behandeln. Es versucht, Krankheiten und eine instabile Gesundheit zu verhindern und den Körper in einem konstanten Zustand des Wohlbefindens zu halten.*

WAS IST DIE INDISCHE KOPFMASSAGE?

Die Massage ist seit Jahrtausenden ein wichtiger Teil im Leben jedes Inders. Vom Augenblick der Geburt an behandeln Mütter ihre Babys mit Streich- und Reibebewegungen, um ihre Beweglichkeit und ihr Allgemeinbefinden zu fördern, Schmerzen zu lindern und sie zu beruhigen. Wenn die Kinder älter sind, werden sie in die Massagekunst eingeweiht. Diese Bräuche dienen dazu, die Familie bei guter Gesundheit zu halten und ein harmonisches Lebensgefühl innerhalb des Hauses zu schaffen. Die Mütter massieren ihre Babys während der ersten drei Lebensjahre täglich und reduzieren die Massage bis zum Alter von fünf oder sechs Jahren auf einmal wöchentlich. Danach sind die Kinder groß genug, um sich mit anderen Familienmitglieder gegenseitig zu massieren.

Die Indische Kopfmassage ist zwar nur ein kleiner Teil im Ayurvedasystem, dafür aber wegen ihres Wohlfühl-Faktors weltweit beliebt. Außerdem stärkt sie die Bindung zwischen dem Gebenden und Nehmenden.

SPEZIALTECHNIKEN

Zu den beschriebenen Massagegriffen (siehe Seite 20–23) kommt jetzt die Indische Kopfmassage mit ihren speziellen Streichbewegungen.

Champi

Dieses Hindi-Wort bedeutet Kopfmassage und ist der Ursprung des Wortes Shampoo, was die schnellen, leichten und kräftigenden Bewegungen exakt beschreibt. Bei der Champissage-Technik werden die Fingerseiten in sanften, rhythmischen Hackbewegungen eingesetzt. Die Hände liegen aneinander und das Klopfen erfolgt durch schnelles Drehen der Handgelenke, die über den Bereich bewegt werden.

Klopfen

Diese Form des Tapotements (siehe Seite 22) ist ideal, um die Haarwurzeln zu stimulieren und zu nähren. Das schnelle, rhythmische Klopfen ist nicht so stärkend wie Champi. Er sollte sich wie sanft auf den Kopf fallende Regentropfen anfühlen.

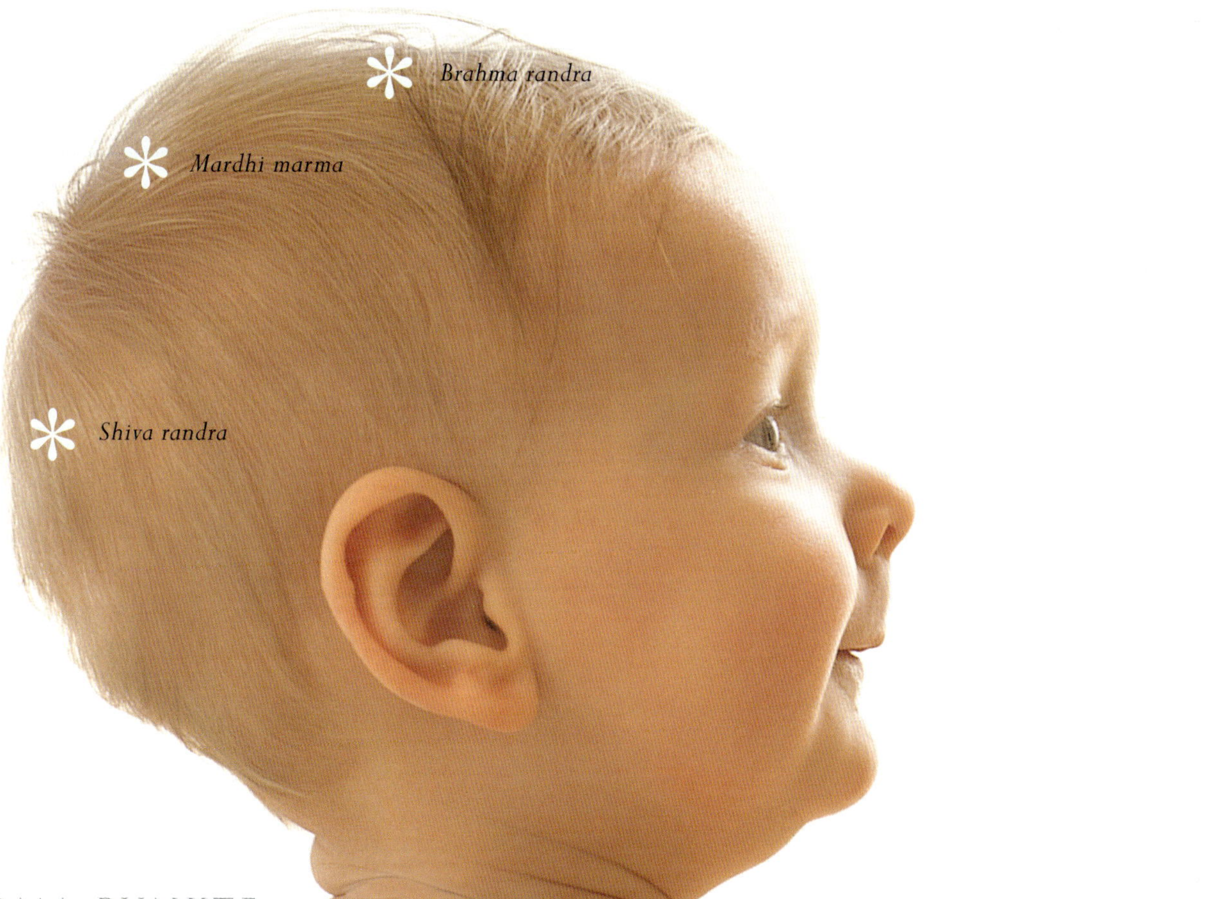

MARMA-PUNKTE

Das Wort *marma* bedeutet geheim oder versteckt und lebenswichtig. Die Marma-Punkte sind indische ayurvedische Energiezentren, ähnlich den fernöstlichen Akupressurpunkten. Diese unsichtbaren Energiepfade oder Prana, verbinden das Körperliche und das Seelische. Eine Massage oder Stimulation dieser Punkte steigert das Wohlbefinden. Folgende drei Marma-Punkte sind für die Indische Kopfmassage am wichtigsten:

Mardhi marma

Dieser Punkt befindet sich in der Mitte des Schädels. Legen Sie auf jedes Ohr einen Zeigefinger und ziehen Sie die Finger gleichzeitig den Kopf hinauf, bis sie sich oben auf dem Scheitel treffen.

Brahma randra

Dieser Punkt liegt drei Fingerbreit vor dem Mardhi marma und fühlt sich bei Babys weich an.

Shiva randra

Dieser Punkt befindet sich am Hinterkopf, 12 Fingerbreit von der Mitte des Haaransatzes entfernt und 4 Fingerbreit hinter dem Mardhi marma.

Für die Stimulation der Marma-Punkte bewegen Sie die Kuppe des Zeigefingers oder Daumens zuerst in kleinen Bewegungen im Uhrzeigersinn auf dem ausgewählten Punkt und führen ihn dann in etwa 30 Kreisen spiralförmig nach außen. Die Massage der Marma-Punkte bildet einen Teil der gesamten Indischen Kopfmassage.

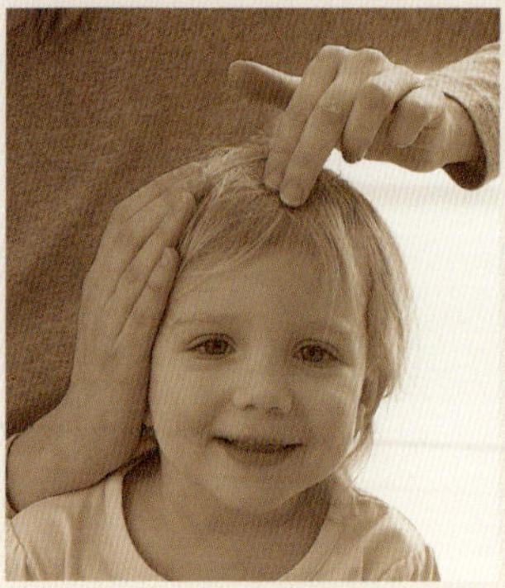

Diese Massagegriffe eignen sich besonders, um Kleinkinder und Vorschulkinder zu entspannen. Sie können Sie auch ins Einschlafritual integrieren oder bei Anspannung und Übermüdung einsetzen. Die Massage sollte nicht länger als 10 Minuten dauern. Wenn Ihr Kind unruhig wird, kürzen Sie sie ab. Nehmen Sie beim Massieren eine bequeme Position ein.

INDISCHE KOPFGRIFFE

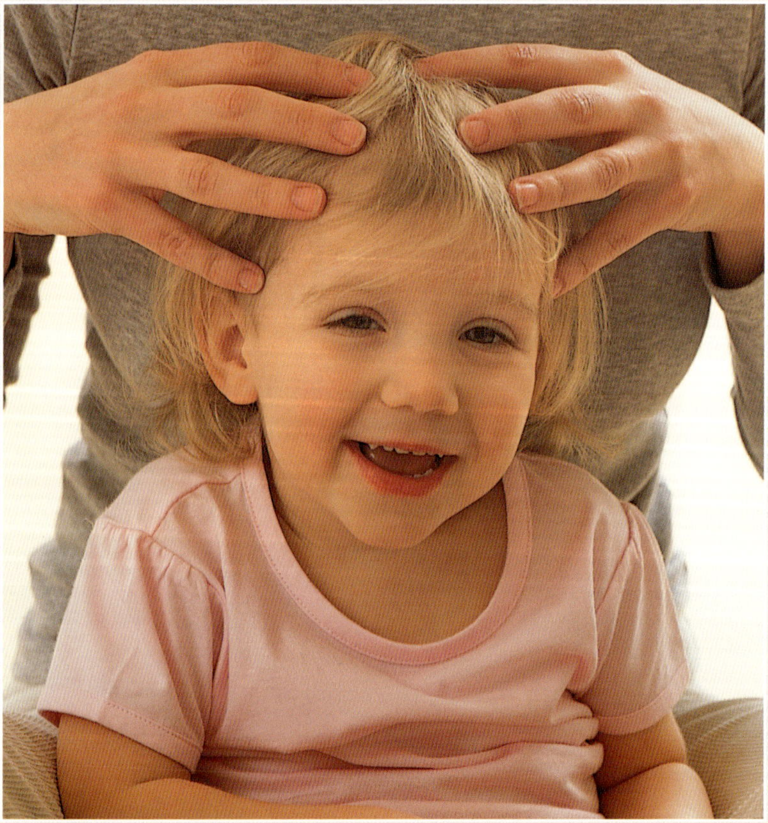

1 „Shampoonieren" Sie den Kopf Ihres Kindes mindestens 30 Sekunden lang mit den Fingerkuppen in flinken, kräftigen Bewegungen, um die Kopfhaut zu stimulieren.

2 Stimulieren Sie die Marma-Punkte mit der Kuppe des Zeigefingers oder Daumens (siehe Seite 73). Massieren Sie mit kleinen, kräftigen Bewegungen im Uhrzeigersinn in etwa 30 Kreisen spiralförmig nach innen und außen.

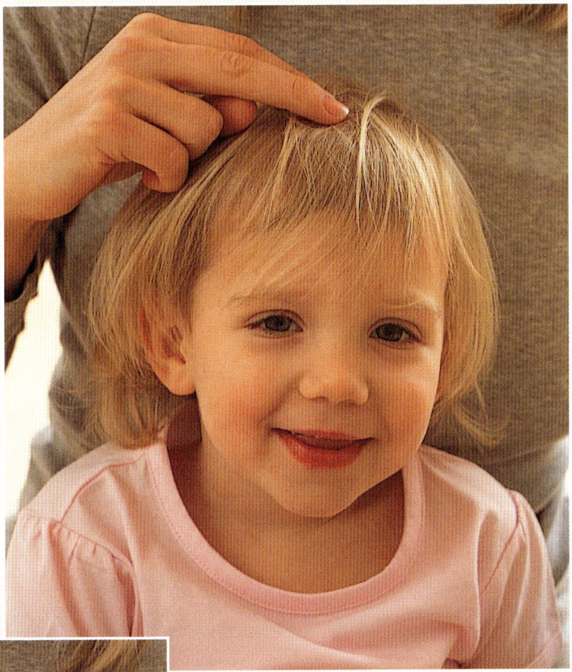

Mardhi marma

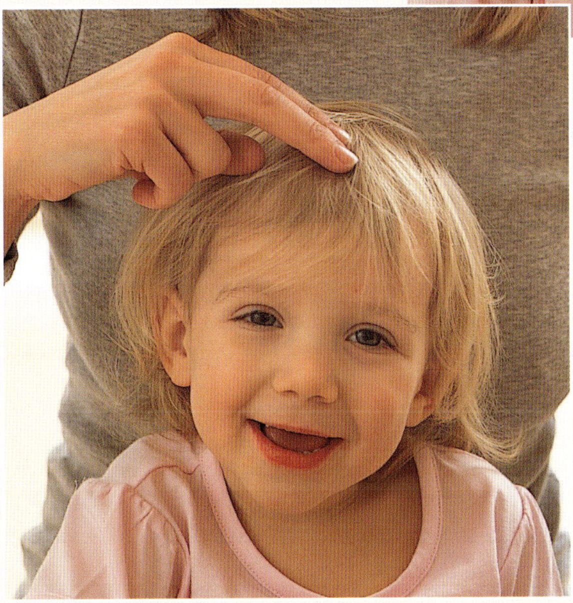

Brahma randra

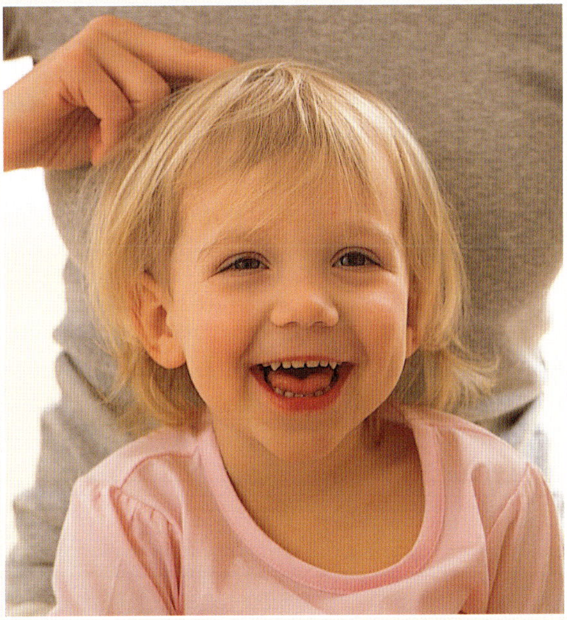

Shiva randra

3 Klopfen Sie mit den Fingerspitzen sanft über die ganze Kopfhaut Ihres Kindes. Heben Sie dabei jeweils einen Finger im Rhythmus fallender Regentropfen.

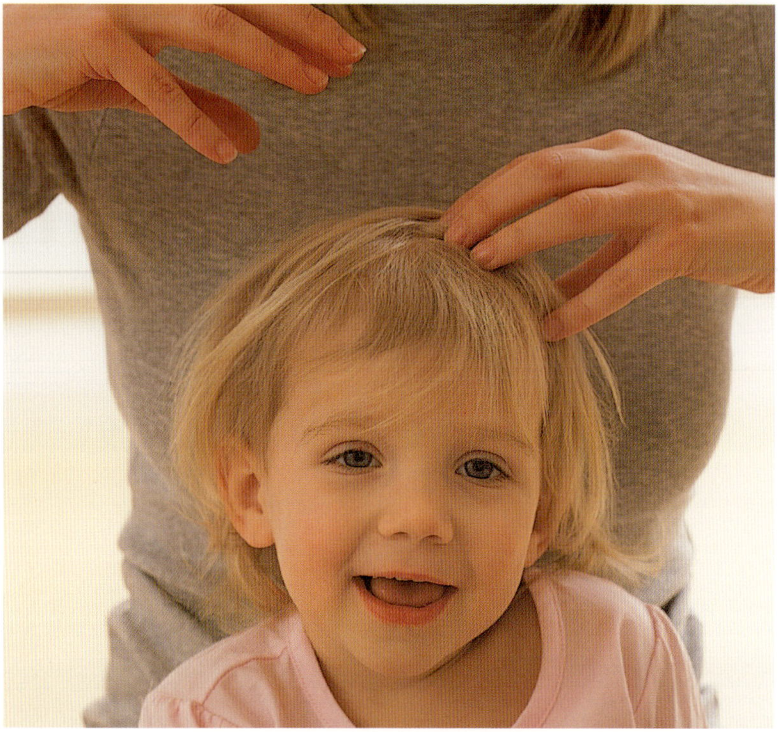

4 Legen Sie die Handflächen seitlich an den Kopf Ihres Kindes. Ihre Handballen befinden sich dabei direkt über den Ohren und etwas davor. Bewegen Sie jeden Handballen langsam und sanft in kreisenden Bewegungen auf der Kopfhaut des Kindes. 3- bis 4-mal wiederholen.

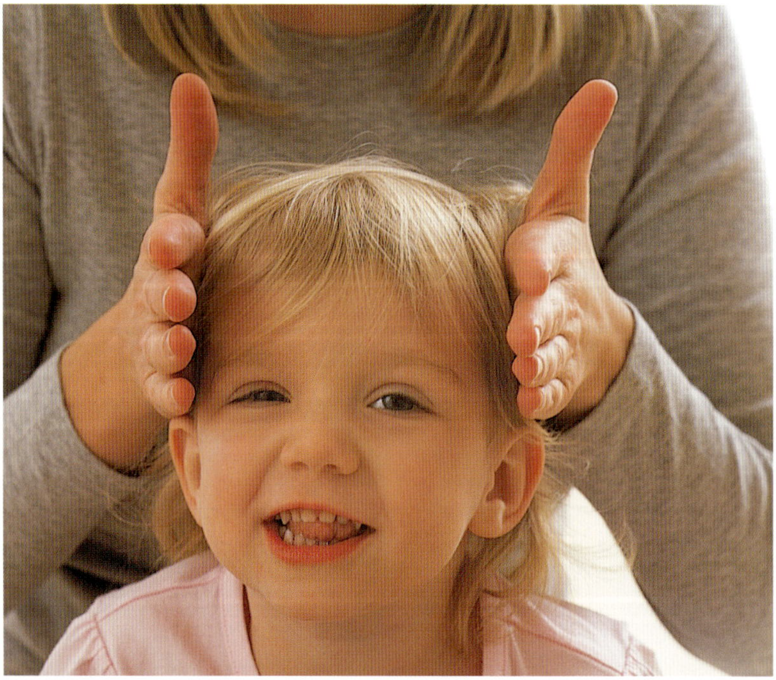

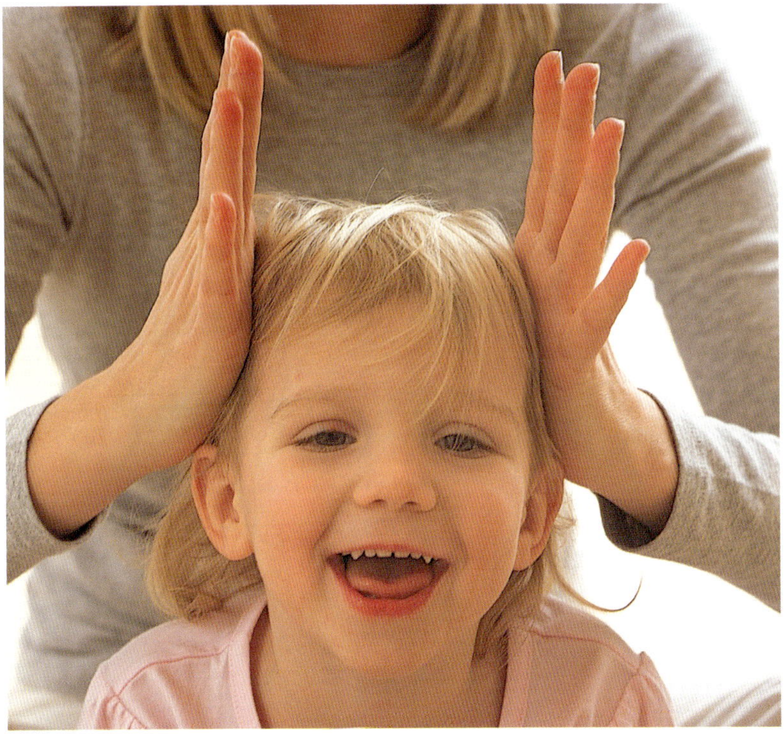

5 Drücken Sie mit den Handballen nach innen und schieben Sie die Kopfhaut Ihres Kindes sanft nach oben. Halten Sie einige Sekunden an und lassen Sie dann los. Das Ganze 2-mal wiederholen. Bewegen Sie Ihre Hände in die Ausgangsstellung über den Ohren zurück und wiederholen Sie den Griff.

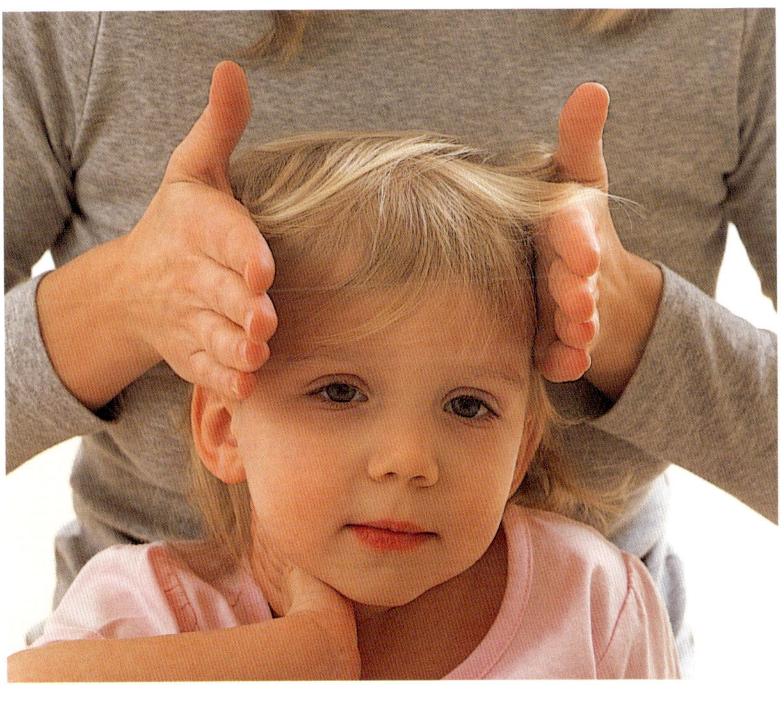

6 Legen Sie die Handflächen vor den Ohren Ihres Kindes auf die Schläfen. Die Finger zeigen dabei von Ihnen weg. Massieren Sie den Bereich mit den Handballen in langsamen und weiten kreisförmigen Bewegungen. 3- bis 4-mal kreisen.

7 Bleiben Sie in derselben Position und ziehen Sie Ihre Hände auf dem Kopf Ihres Kindes nach hinten. Stützen Sie den Kopf mit einer Hand und reiben Sie mit dem Handballen der anderen sanft über die gegenüberliegende Seite. Wiederholen Sie das auf der anderen Seite.

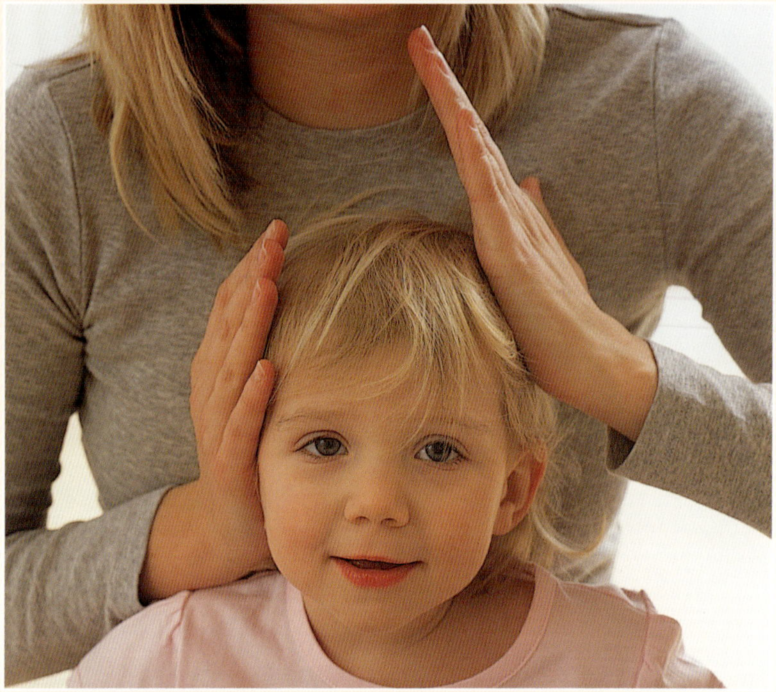

8 Stützen Sie den Kopf mit einer Hand ab und legen Sie zwei Fingerkuppen der anderen Hand oben auf die Stirn, und zwar in die Mitte des Haaransatzes. Kreisen Sie fest mit den Fingern und drücken Sie nach unten auf die Kopfhaut. Bewegen Sie sich in Korkenzieherform über die Oberseite des Kopfes nach unten zum Nacken. Dann kehren Sie zum vorderen Haaransatz zurück. Wiederholen Sie das und beziehen Sie die Mittellinie und die Kopfseiten mit ein.

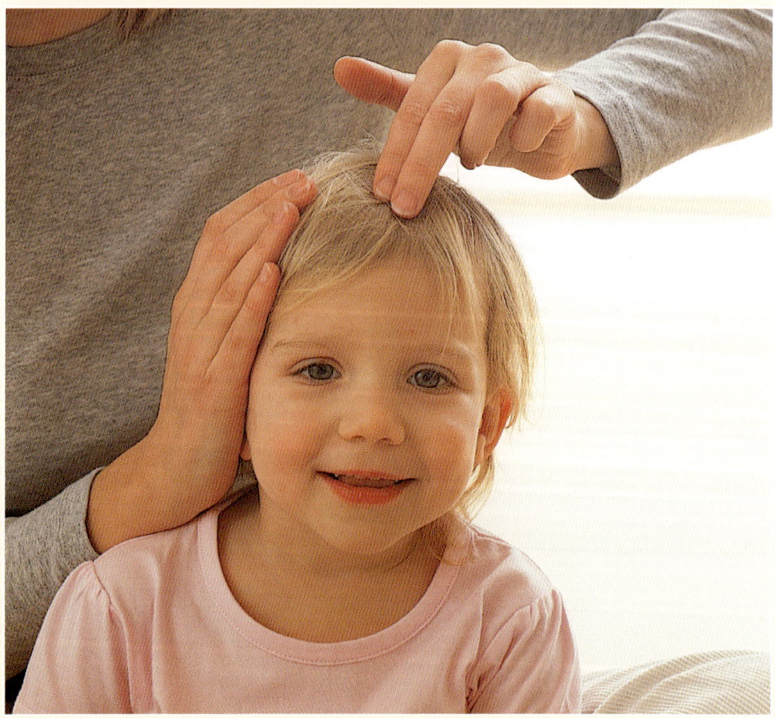

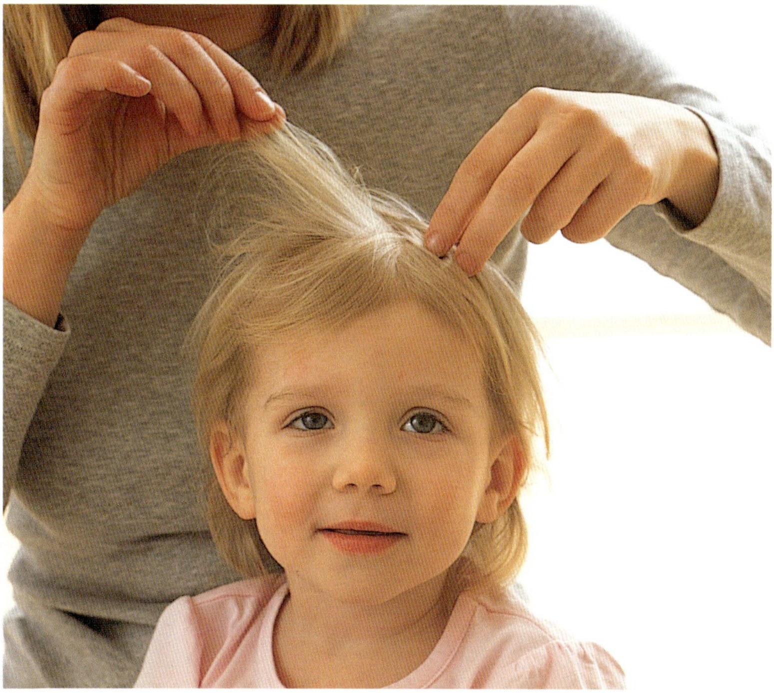

9 Nehmen Sie einige Haarsträhnen zwischen die Spitzen Ihres Daumens und Zeigefingers und ziehen Sie sanft an den Haarwurzeln. Abwechselnd fahren Sie dann mit den Händen gleitend und zupfend über den ganzen Kopf.

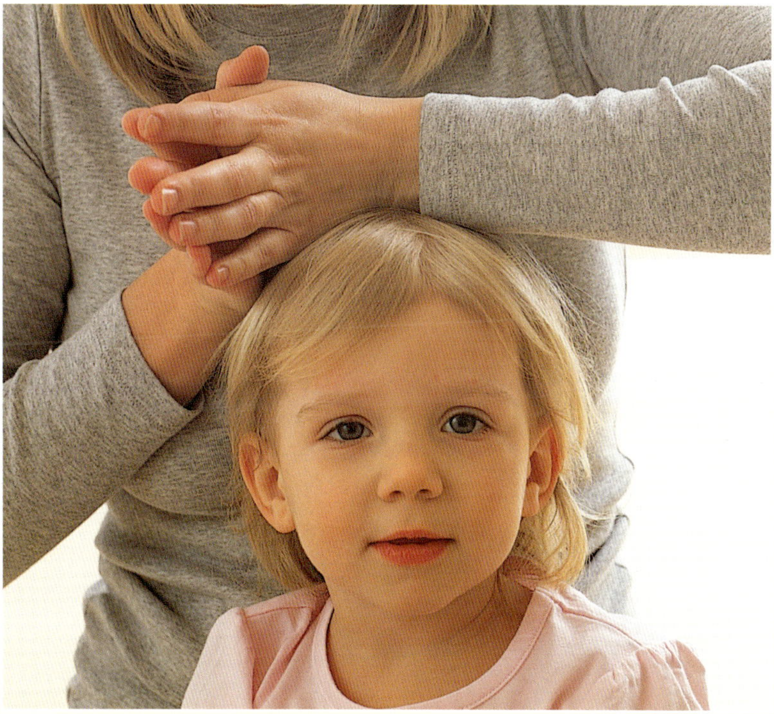

10 Halten Sie Ihre Finger ganz locker und massieren Sie mit den Handgelenken sanft in Champissage-Technik über den ganzen Kopf Ihres Kindes.

11 Legen Sie Ihre Handrücken auf die Schultern des Kindes. Ihre Ellbogen halten Sie dabei angewinkelt und die Arme sind völlig entspannt. Drücken Sie nun nach unten und lassen Sie dann wieder los. Das Ganze 3- bis 4-mal wiederholen.

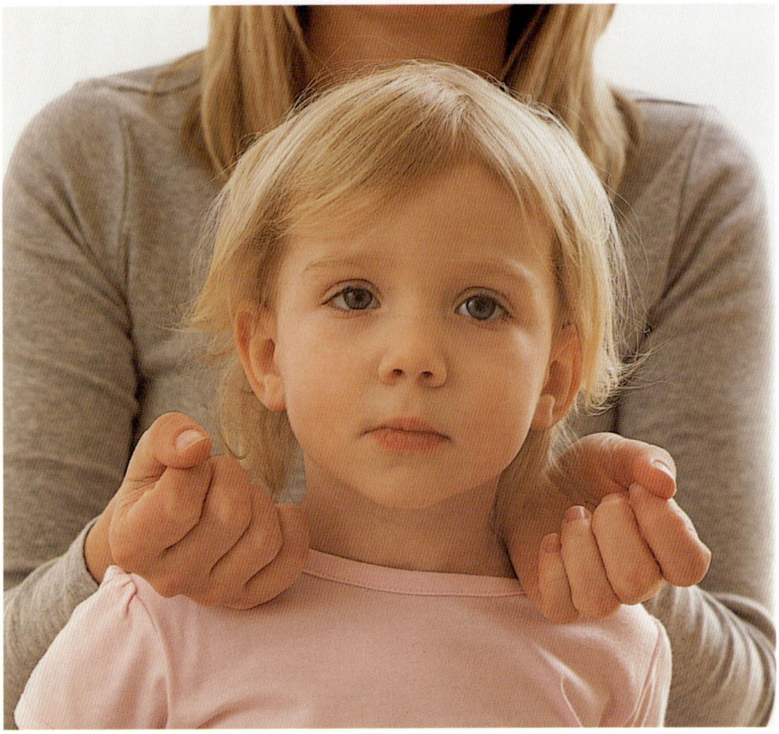

12 Legen Sie je eine Hand auf die Oberarme und kneten Sie die Arme in Petrissage-Technik zwischen Ihren Fingern und Handballen. Bei der Aufwärtsbewegung drücken Sie stärker. Massieren Sie nach und nach den Arm zum Ellenbogen hinunter und wieder nach oben.

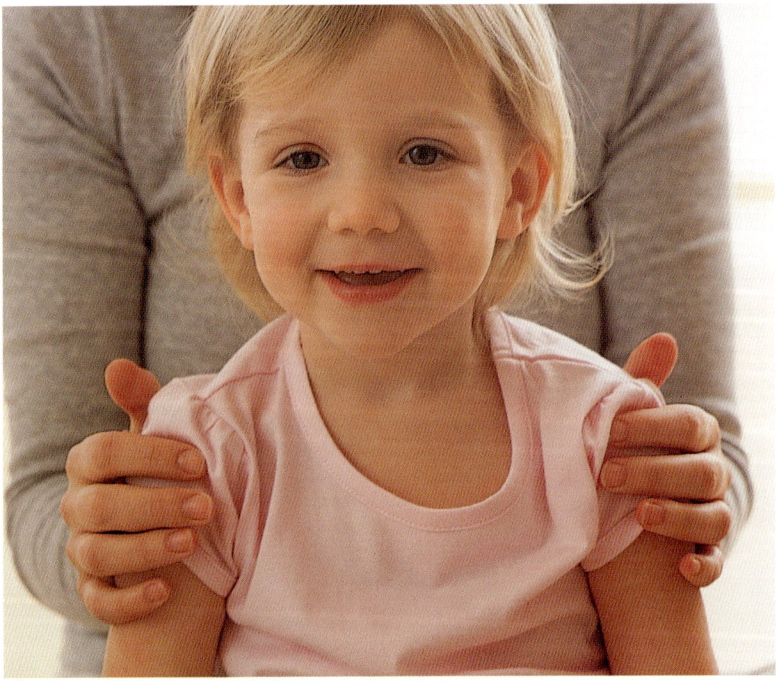

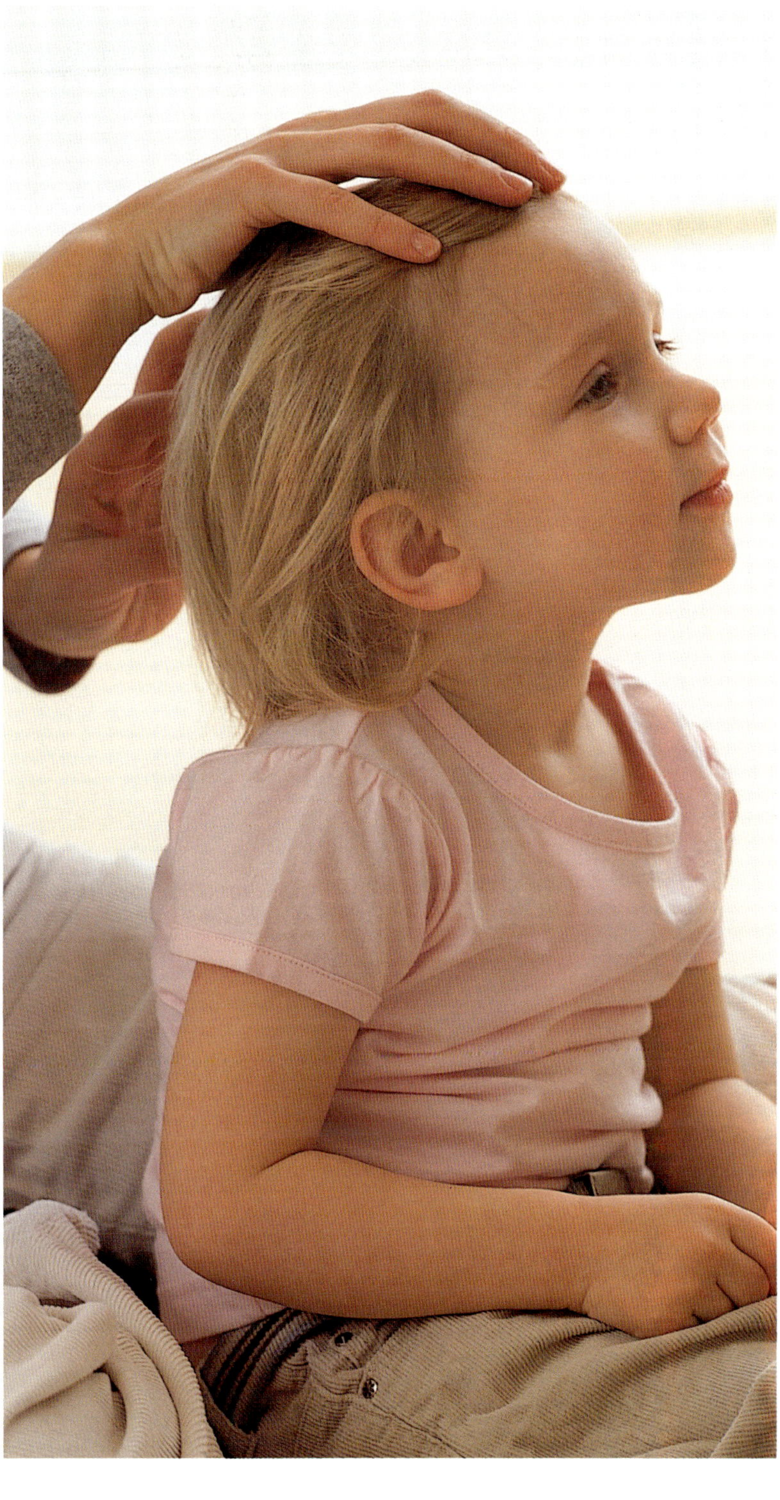

13 Beenden Sie die Massage, indem Sie Ihrem Kind von der Vorderseite des Haaransatzes bis zum Nacken zärtlich über den Kopf streichen und dann kurz die Haare verwuscheln.

HINWEIS

Die Verwendung von Öl bei der Kopfhautmassage kräftigt das Haar und fördert dessen Wachstum und Elastizität.

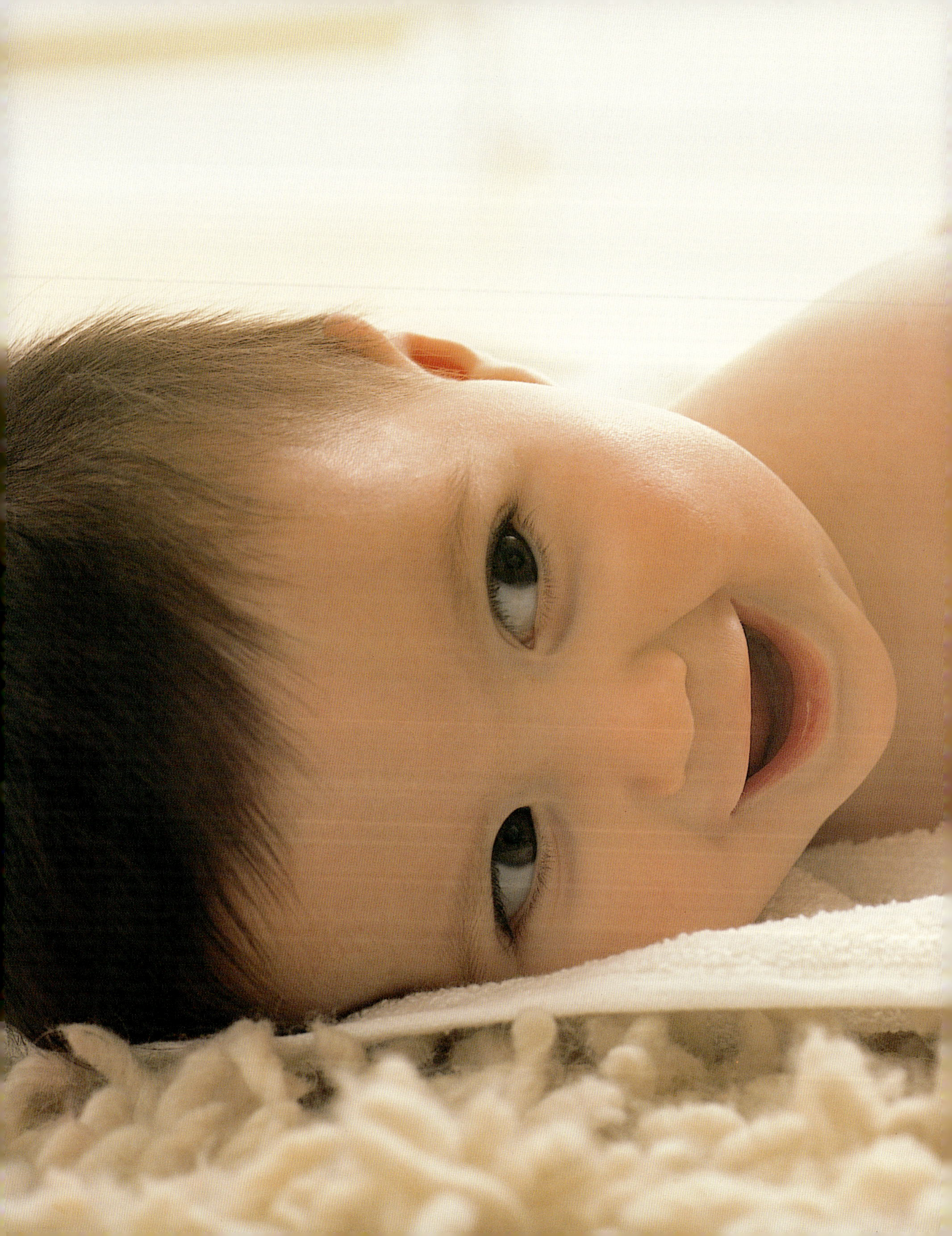

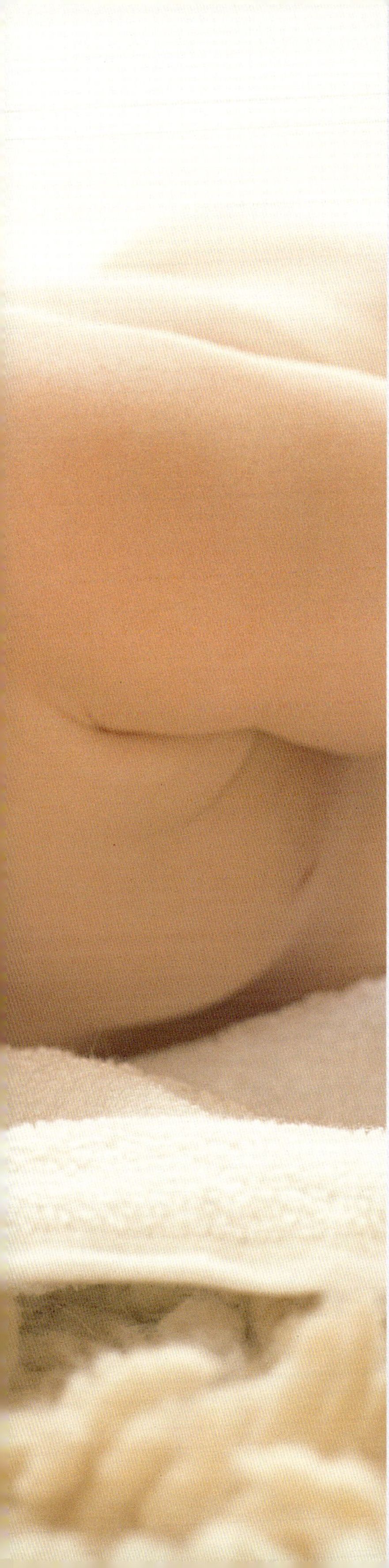

HÄUFIGE LEIDEN LINDERN

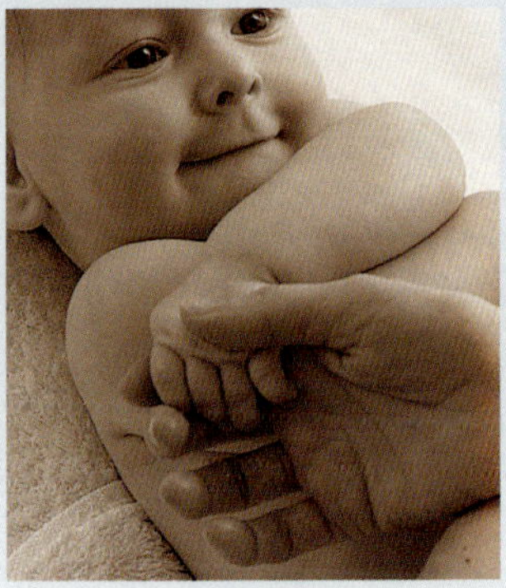

Asthma ist eine chronische Atemwegserkrankung und in der Kindheit nicht ungewöhnlich. Erste Anzeichen bei Babys oder Kleinkindern sind in der Regel ein flacher oder schwerer Atem, gefolgt von Husten oder Keuchen. Stadtkinder sind aufgrund der Umweltverschmutzung oft anfälliger für Asthma. Die Mehrheit der Kinder „wächst" jedoch aus dem Kindheitsasthma heraus und ihre Atmung wird ganz normal.

MASSAGE BEI ASTHMA

Massage kann die Symptome des Asthmas abmildern – allerdings nicht bei einem akuten Anfall. Sie kann helfen, die Beklemmung unmittelbar vor dem Anfall zu verringern. Massieren Sie Ihr Kind aber nicht, wenn ihm Ihre Berührung unangenehm zu sein scheint. Dieser Massageabschnitt soll die Brust „öffnen". Die Kleidung muss nicht ausgezogen werden.

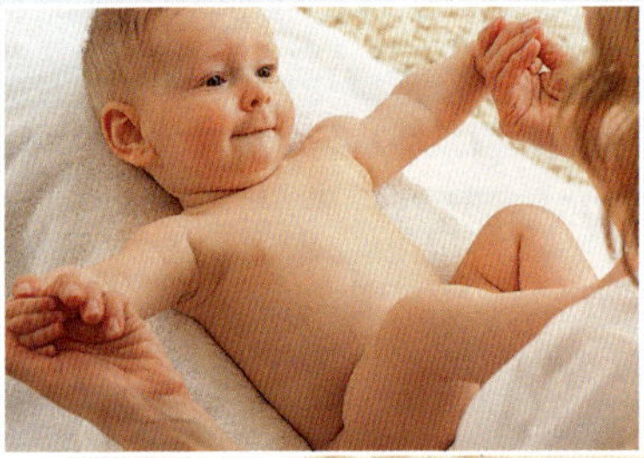

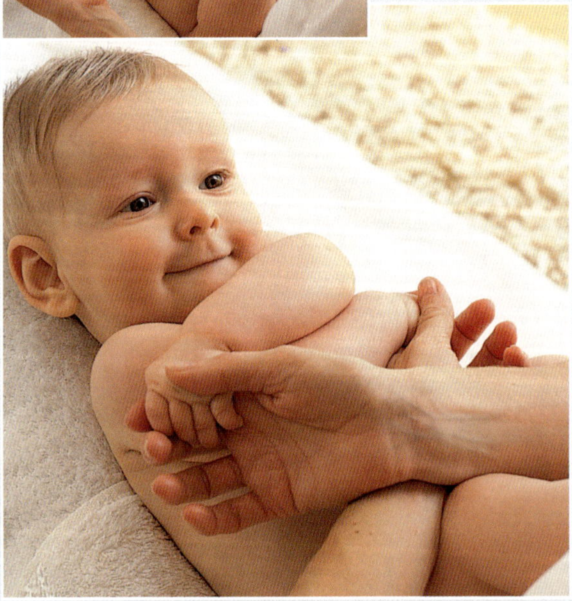

1 Legen Sie das Baby auf Ihre Oberschenkel, das Gesicht ist Ihnen zugewandt. Legen Sie seine Beine zur Sicherheit rechts und links von Ihrer Taille. Halten Sie die Arme am Handgelenk, breiten Sie sie zu den Seiten hin aus und strecken Sie sie vorsichtig. Arme zurückführen, dann über der Brust kreuzen. Lassen Sie diese Dehnungsübung Bestandteil eines Spiels werden. 3- bis 4-mal wiederholen.

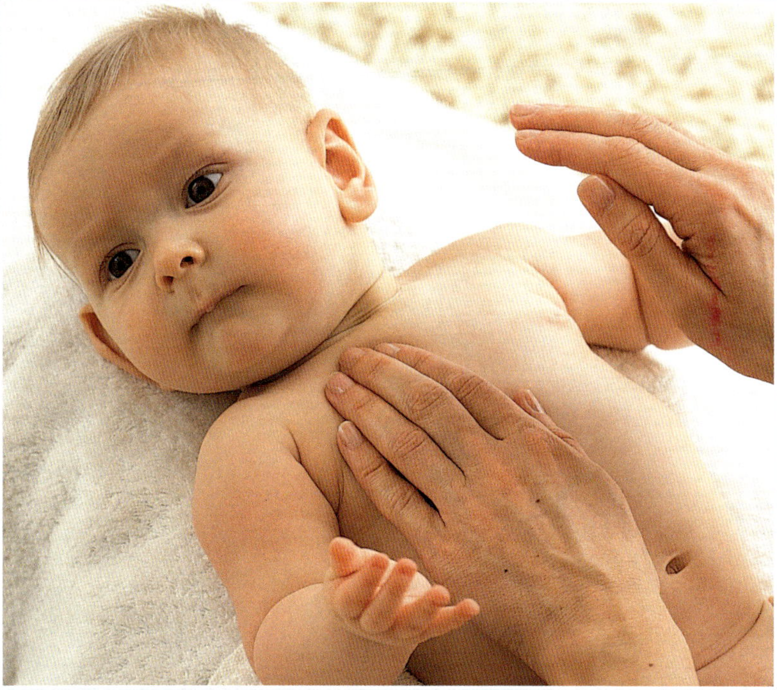

2 Legen Sie Ihre Hände auf beide Seiten des Brustbeins Ihres Babys und üben Sie mit hohl geformten Händen in rhythmisch fließenden Bewegungen sanften Druck aus. Wechseln Sie dabei die Hände ab. Massieren Sie auf diese Weise die Mitte und Seiten seiner Brust. Wiederholen Sie das etwa 30 Sekunden lang.

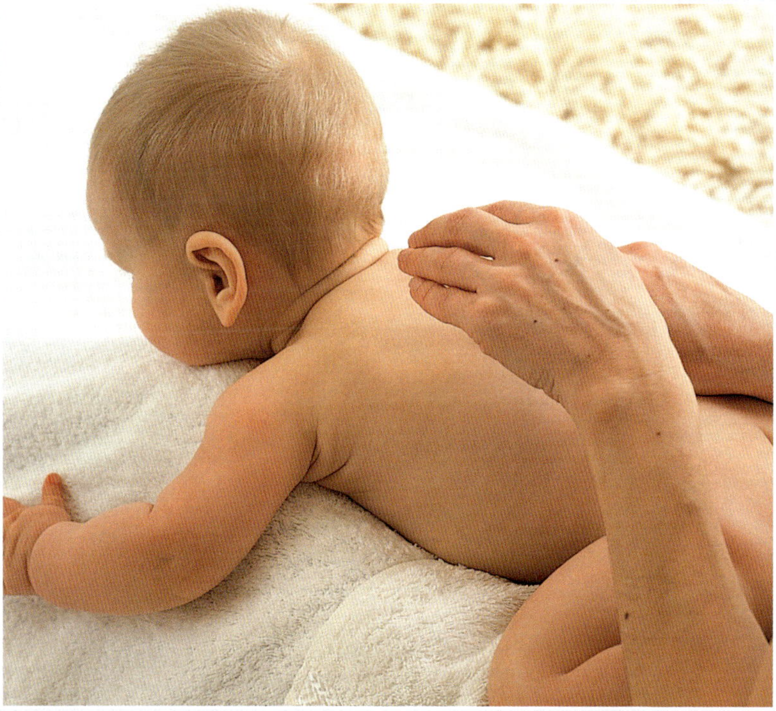

3 Drehen Sie Ihr Baby auf Ihren Oberschenkeln auf den Bauch. Klopfen Sie mit gewölbten Händen in Tapotement-Technik und sanftem Druck über seinen Rücken und zu den Seiten hinaus. Das kann bei Ihrem Baby leichtes Erbrechen auslösen. Aber das ist kein Grund zur Sorge: Es wird durch die Bewegung der hohlen Hände verursacht, die die Bronchien zusammendrückt und hilft, überschüssigen Schleim abzusondern. Das wiederum erleichtert die Atmung.

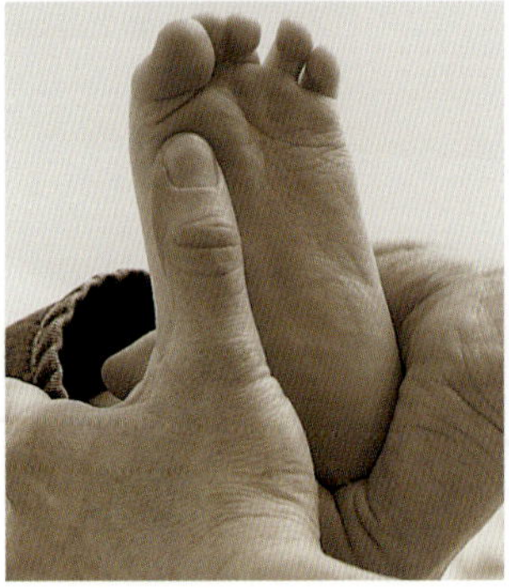

Bei leichteren Asthma-Anfällen wenden Sie entweder die Druckpunkt- oder die Kreistechnik an, um die Haupt-Atempunkte zu stimulieren. Das hilft, die Spannung in den Bronchien zu lockern, die verkrampfte Atmung zu entspannen und den Husten zu lindern. Druck auf den Solar-Plexus-Reflexpunkt fördert den Abbau von Beklemmung und Panik, die die Symptome eines plötzlichen Anfalls verschlimmern können.

REFLEXZONEN UND ASTHMA

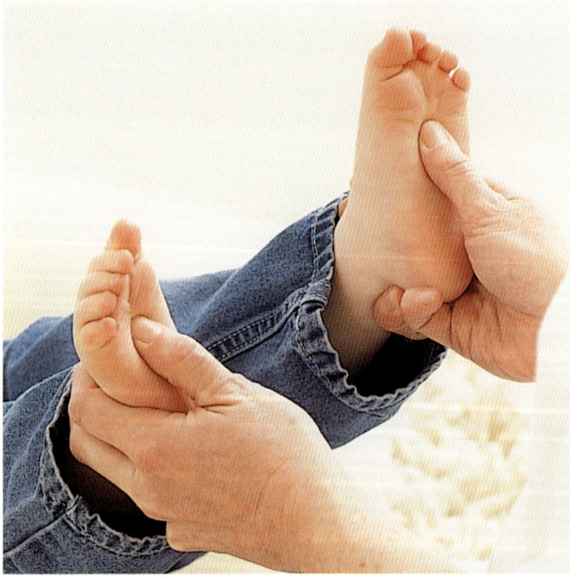

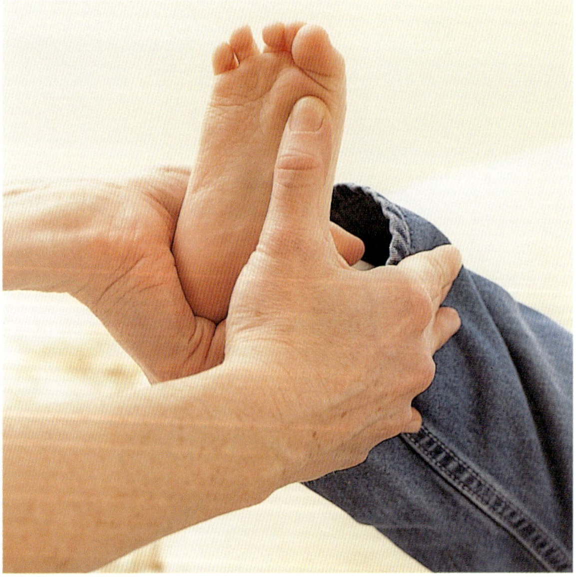

1 SOLAR PLEXUS: Legen Sie einen Daumen auf den Solar-Plexus-Reflexpunkt jedes Fußes und lassen Sie Ihr Kind dagegen drücken. 2- bis 3-mal wiederholen.

2 LUFTRÖHRE: Drücken Sie am rechten Fuß auf den Luftröhren-Reflexpunkt oder kreisen Sie darüber. Es ist der Ballenbereich unter der großen Zehe. 2- bis 3-mal wiederholen.

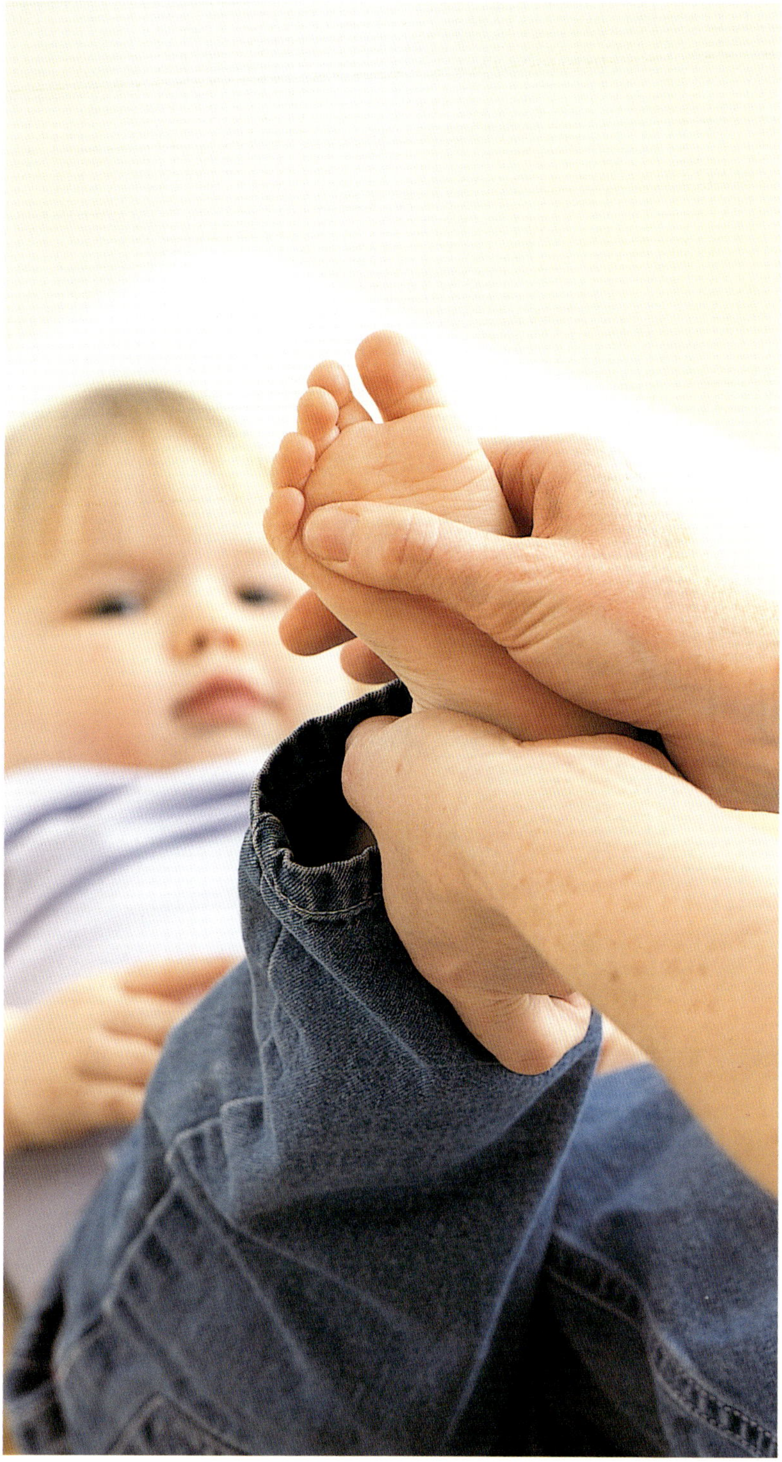

3 LUNGEN: Bewegen Sie sich im Raupengang mit dem Daumen drückend und kreisend über den Lungenreflexpunkt im Ballenbereich unter der zweiten bis fünften Zehe auf der rechten Fußsohle Ihres Kindes. 2- bis 3-mal wiederholen.

Wiederholen Sie die Schritte 2 und 3 am linken Fuß.

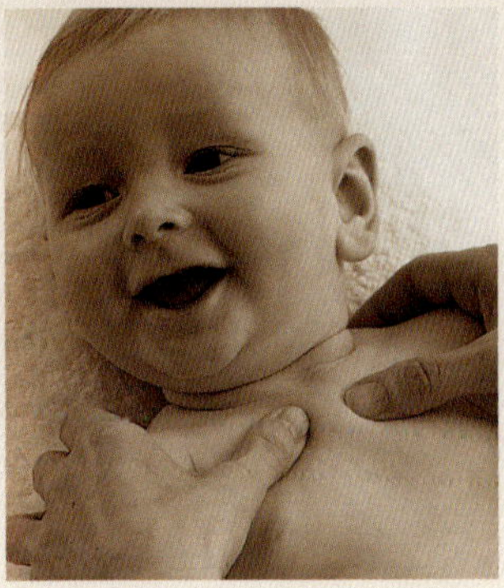

In den ersten Monaten atmen Babys durch den Mund. Der im Laufe des Tages gebildete Schleim (unter Katarrh bekannt) macht dabei normalerweise keine Probleme. Bei Nacht allerdings kann er unangenehm werden und den Schlaf stören. In diesem Fall verschafft eine aufrechtere Schlafposition dem Baby Erleichterung. Sie können dafür ein Bettende anheben oder noch ein Kissen unter ein Matratzenende schieben.

MASSAGE BEI KATARRH

Massage unterstützt die Schleimlösung sehr wirksam. Wenn sie zusätzlich zur ärztlichen Behandlung eingesetzt wird, kann sie helfen, den gebildeten Schleim aus den Atemwegen des Babys zu entfernen. Am bequemsten ist es, wenn Sie für diese Massage Ihr Baby mit Ihren zugewandtem Gesicht auf Ihre angewinkelten Knie legen. Diese Position erleichtert auch seine Atmung.

1 Legen Sie die Kuppen der Zeigefinger an beide Seiten der Nasenlöcher Ihres Babys. Drücken Sie sanft und verringern Sie dann den Druck, ohne dabei den Kontakt zu verlieren. 3- bis 4-mal wiederholen.

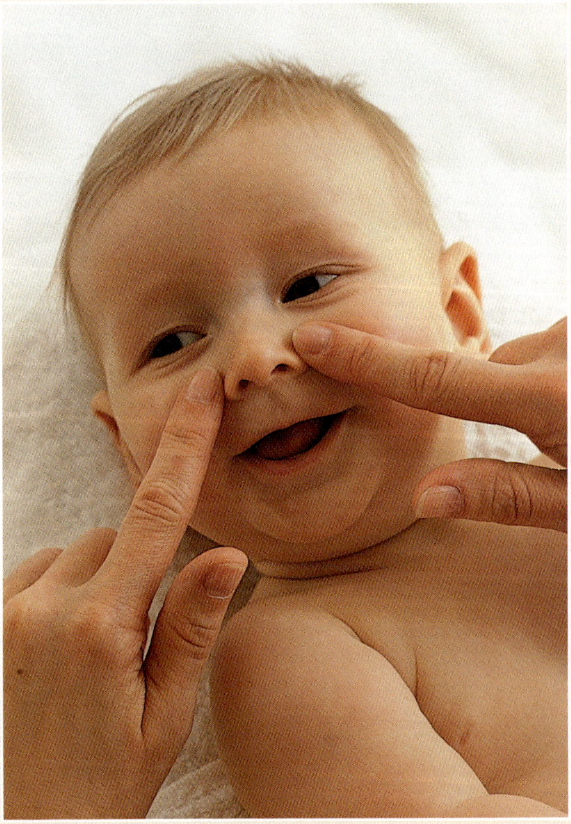

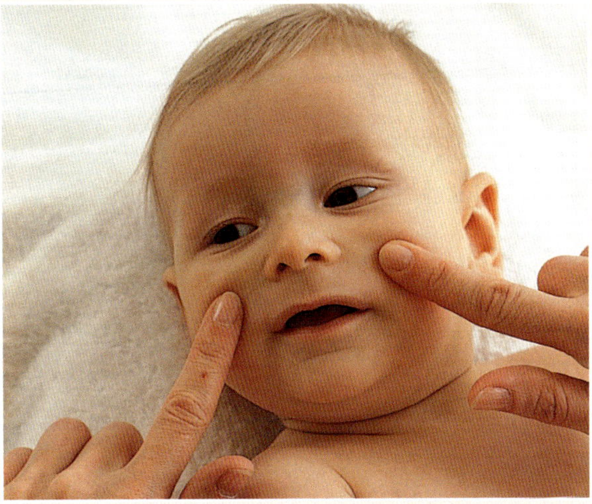

2 Der Rundung des Gesichts folgend bewegen Sie die Zeigefinger an den Nebenhöhlen entlang nach unten und außen. Orientieren Sie sich an der Unterseite des Backenknochens. Zur Ausgangsposition zurückkehren und 3- bis 4-mal wiederholen.

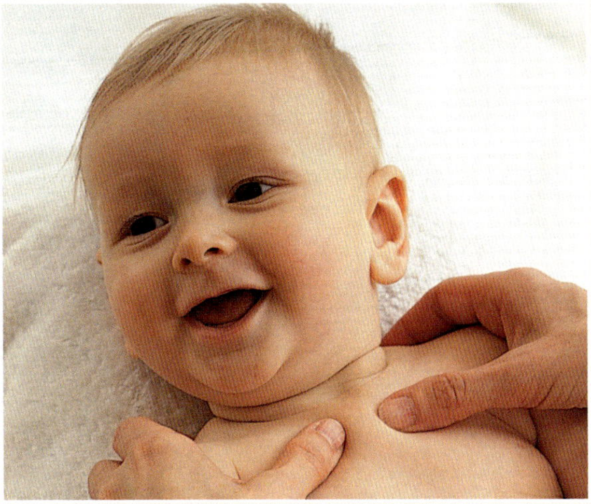

3 Legen Sie nun die Daumen auf beide Seiten des Brustbeins. Massieren Sie mit sehr kleinen Kreisbewegungen über die Oberseite der Brust nach außen zur Oberseite der Arme. 3- bis 4-mal wiederholen.

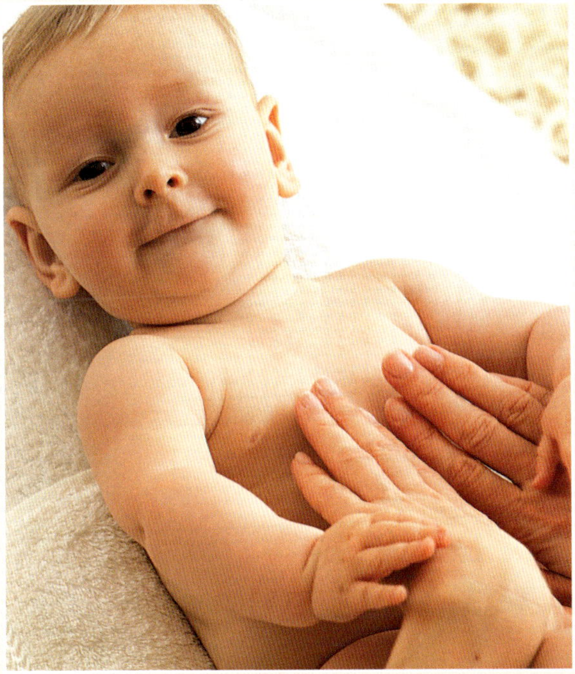

4 Streichen Sie mit den Handflächen und sanftem Druck in Effleurage-Technik von der Brustmitte nach außen und zurück zur Mitte. Wiederholen Sie das ein wenig weiter unten und bewegen Sie sich in einem kontinuierlichen Fluss die ganze Brust hinunter. Dabei sollte jeder Strich den vorherigen leicht überlappen. 3- bis 4-mal wiederholen.

HINWEIS

Diese Bewegungen helfen, Stauungen im Brustbereich Ihres Babys zu lösen und damit das Atmen zu erleichtern. Bei älteren Babys können zur Linderung des Katarrhs auch ätherische Öle wie Eukalyptus und Lavendel verwendet werden.

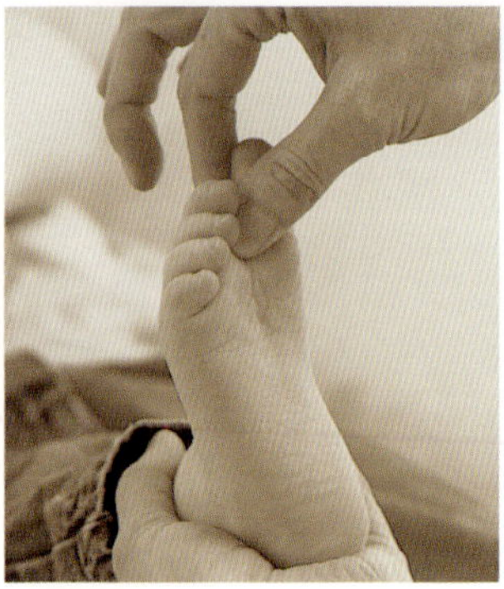

Die Stimulation der folgenden Reflexpunkte lindert nasale Beschwerden, die oft durch Zahnen, Erkältungen und Viren verursacht werden. Konsequente Drucktechnik und Kreisbewegungen verringern den Schmerz, der vom Druck der Schleimbildung verursacht wird, unterstützen die Schleimlösung und erleichtern die Atmung. Das Stimulieren des Kopfreflexpunktes entspannt und sorgt für besseren Schlaf.

REFLEXZONEN UND KATARRH

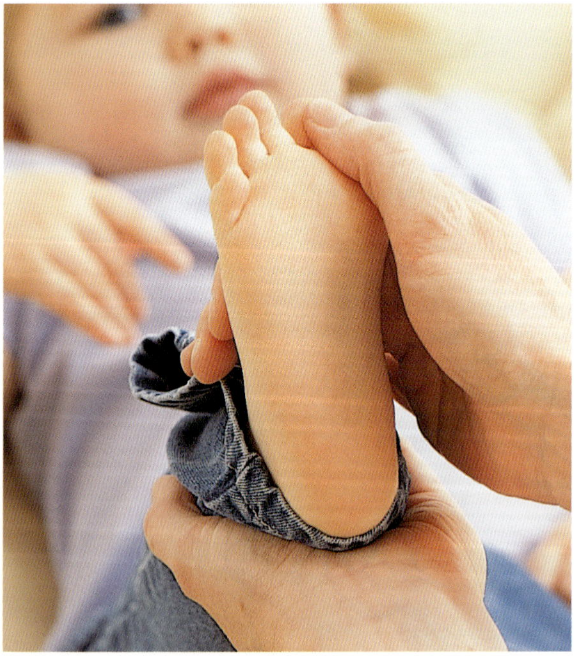

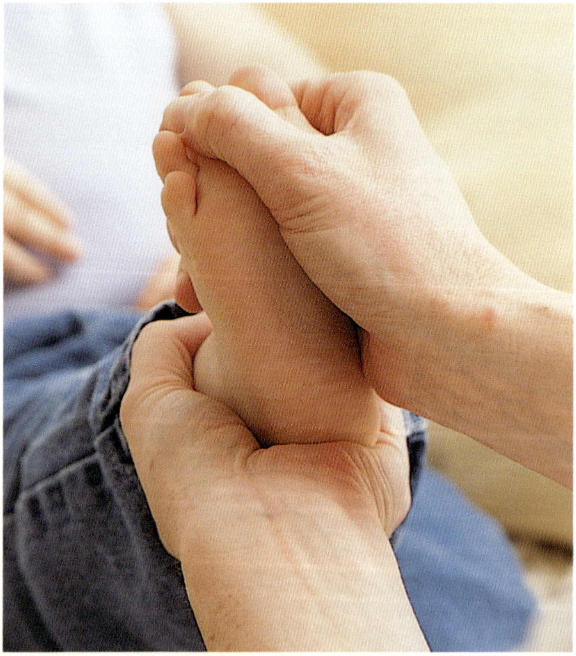

1 KOPF: Drücken und umkreisen Sie den Kopfreflexpunkt im Ballenbereich der großen Zehe am rechten Fuß. Wiederholen Sie das 2- bis 3-mal.

2 NEBENHÖHLEN: Drücken, kreisen und gleiten Sie mit dem Daumen hinten an der zweiten bis fünften Zehe entlang über den Reflexpunkt der Nebenhöhlen. 2-mal wiederholen.

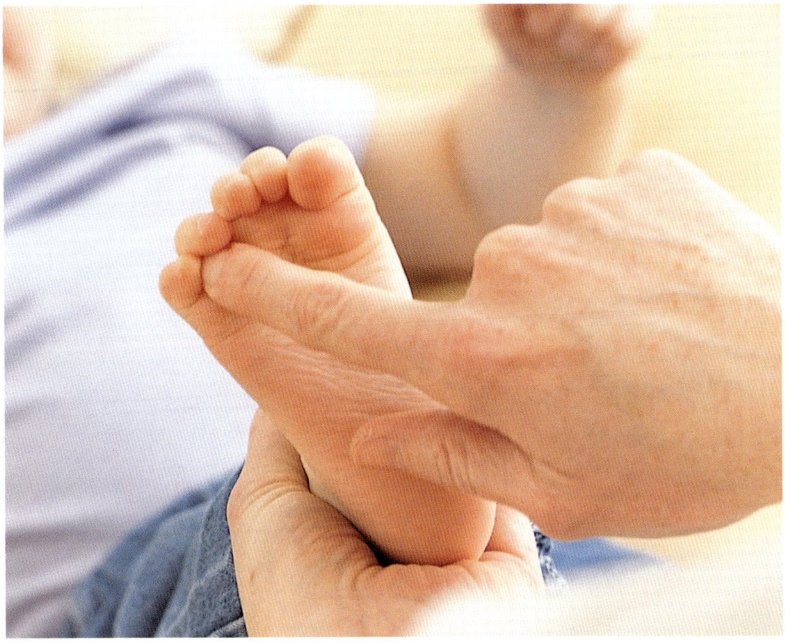

3 OHREN: Drücken Sie den Reflexpunkt des Ohrs, der sich an der Wurzel der vierten und fünften Zehe über dem Lungenreflexpunkt befindet. 2- bis 3-mal wiederholen.

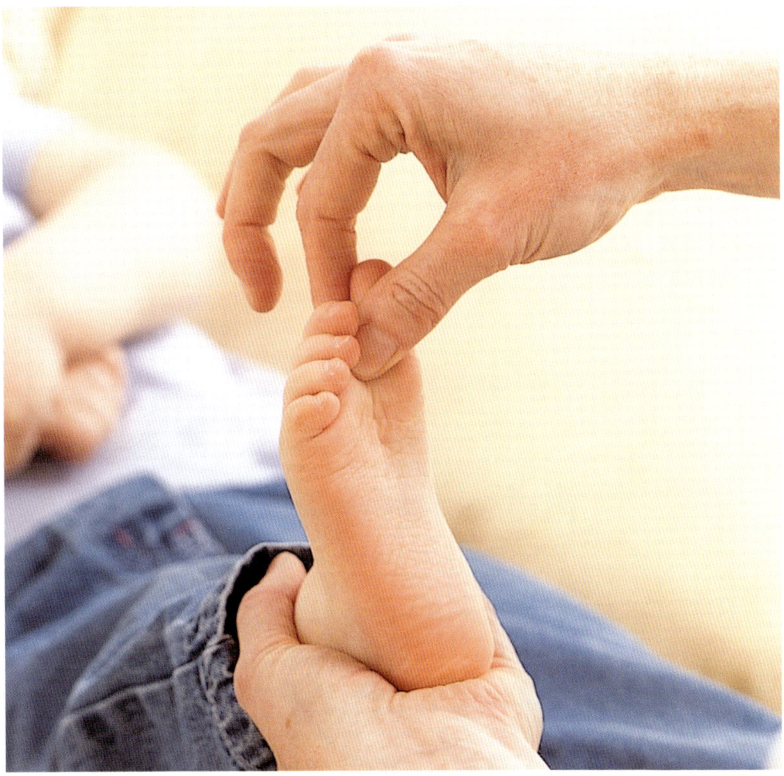

4 LYMPHGEFÄSSE: Drücken Sie mit Daumen und Zeigefinger sanft zwischen jeder Zehe, um den Reflexpunkt des Lymphsystems von Kopf und Brust zu stimulieren. Das stärkt das Immunsystem Ihres Kindes und fördert die Ausscheidung von Giftstoffen. 2-mal wiederholen.

Wiederholen Sie Schritt 1–4 am linken Fuß.

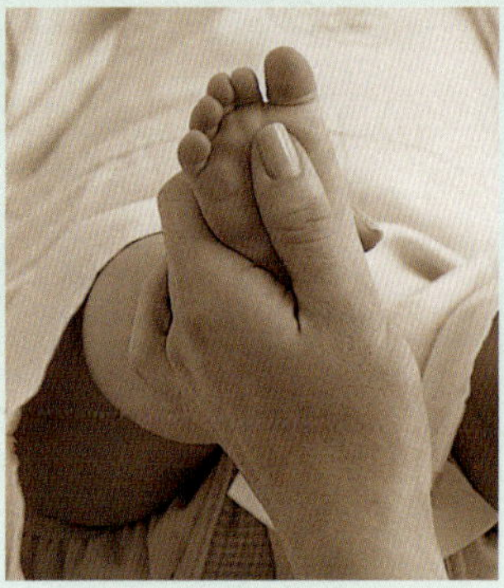

Ein unruhiger Schlaf oder die Unfähigkeit, einfach nur ruhig dazuliegen, können bei Babys die verschiedensten Ursachen haben. Wenn Sie genau wissen, dass Ihr Baby beispielsweise nur unruhig ist, weil es zahnt oder übermüdet ist, dann kann die lindernde Wirkung einer Reflexzonenmassage von großem Nutzen auf sein Nervensystem sein. Mit den folgenden Schritten führen Sie einen Zustand der Entspannung herbei.

REFLEXZONEN UND SCHLAF

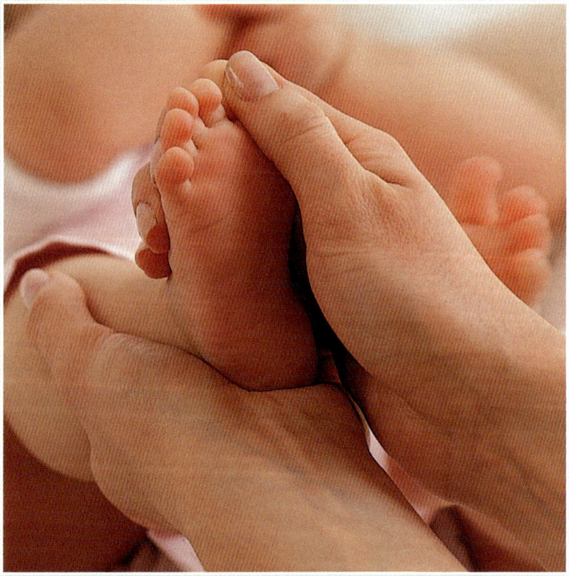

1 KOPF: Drücken und kreisen Sie über dem Kopfreflexpunkt am rechten Fuß Ihres Babys. Das ist der Ballen der großen Zehe. 2- bis 3-mal wiederholen.

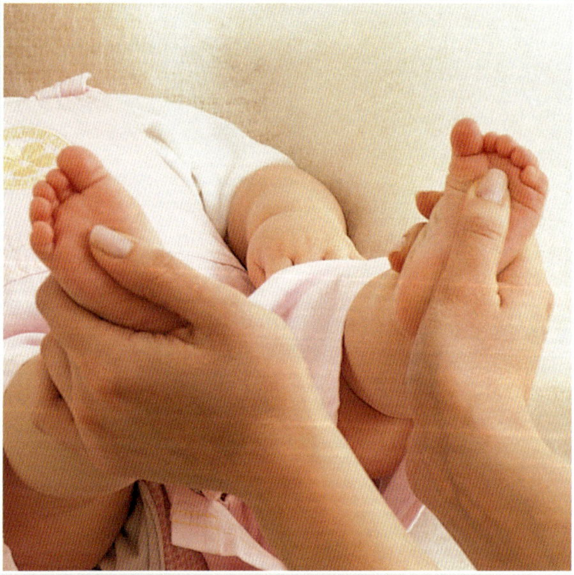

2 SOLAR PLEXUS: Legen Sie die Daumen auf die Solar-Plexus-Reflexpunkte beider Füße. Lassen Sie das Baby gegen Ihre Daumen drücken. 2- bis 3-mal wiederholen.

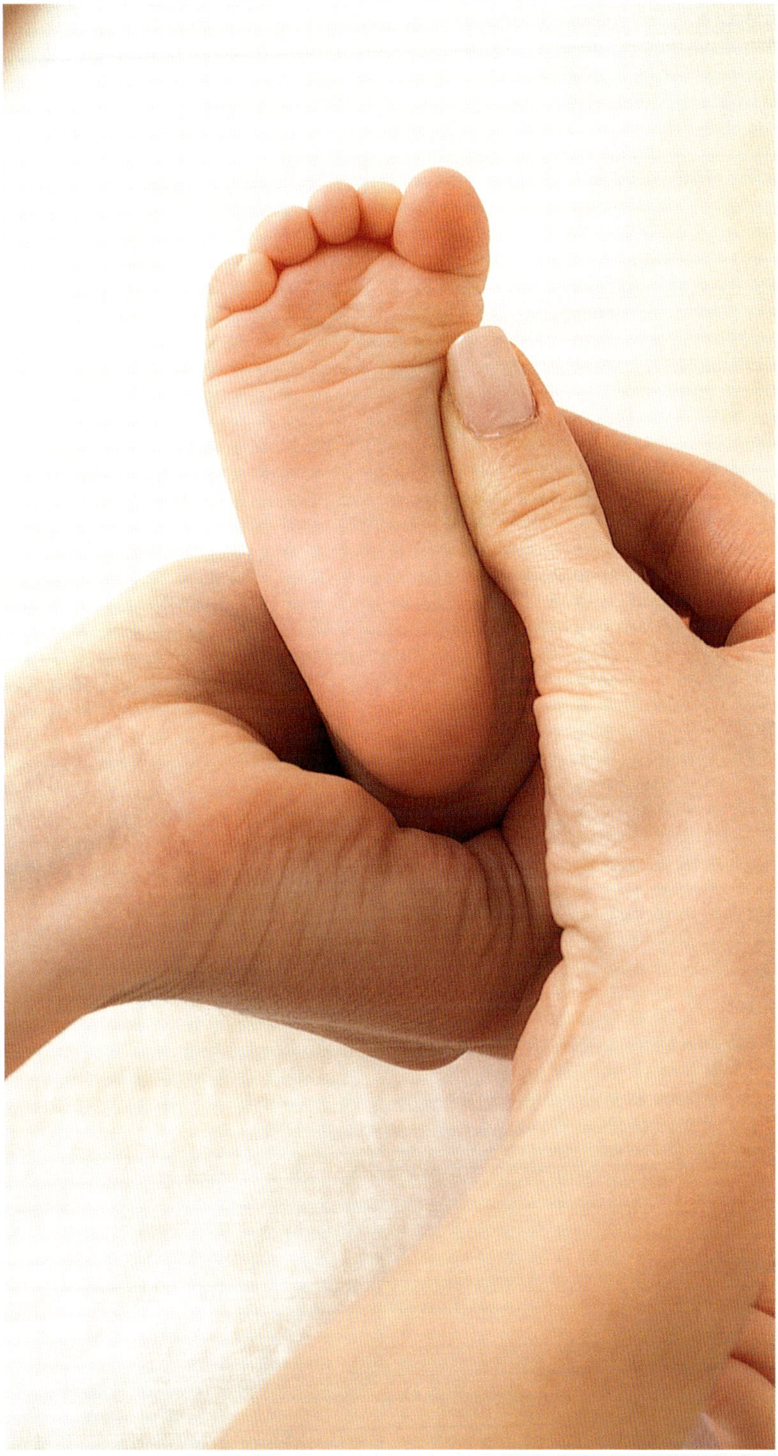

3 WIRBELSÄULE: Gehen Sie im Raupengang oder gleiten Sie mit dem Daumen von der Innenferse Ihres Babys zur großen Zehe hinauf. 2- bis 3-mal wiederholen.

Wiederholen Sie Schritt 1 und 3 auf dem linken Fuß.

HINWEIS

Die ideale Zeit für diese Massage ist direkt nach dem abendlichen Bad, wenn das Baby sauber ist und sich warm und geborgen fühlt. Die Umgebung sollte angenehm beleuchtet sein. Sprechen Sie mit ruhiger, besänftigender Stimme zu Ihrem Baby.

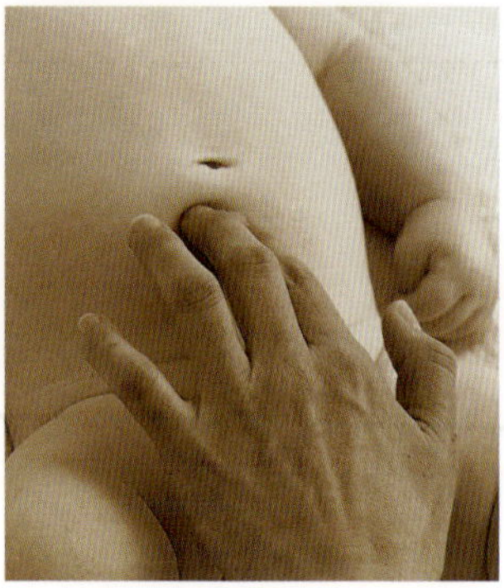

Bei Verdauungsproblemen wie Koliken und Verstopfungen sprechen Massage und Dehnungsübungen sehr gut an. Es kann jedoch dauern, bis eine deutliche Besserung eintritt. Haben Sie Geduld und wenden Sie die Massagen über mehrere Wochen an. Der ideale Zeitpunkt zum Massieren ist während des Windelwechselns. Das Baby liegt dann schon in einer Ihnen zugewandten Position auf dem Wickeltisch.

MASSAGE BEI VERDAUUNGSPROBLEMEN

Koliken kommen bei bis zu drei Monate alten Babys häufig vor. Als Ursachen werden Probleme beim Füttern oder Stillen, Nahrungsmittelunverträglichkeit, die Umwelt oder ein unterentwickeltes Verdauungssystem vermutet. Koliken dauern meist nicht lang, sind aber der Grund für ein herzzerreißendes Weinen.

Flaschenkinder mit zwei- oder dreimaligem Stuhlgang am Tag haben häufiger Verstopfung als Brustkinder, die den größten Teil der Muttermilch absorbieren, sodass nur noch ein kleiner Rest ausgeschieden werden muss. Sorgen Sie dafür, dass Ihr Baby mit der Nahrung genügend Flüssigkeit aufnimmt – und Ballaststoffe, wenn es feste Nahrung erhält.

SO ERKENNEN SIE KOLIKEN

Ein „Ja" bei den folgenden Fragen bedeutet, dass Ihr Baby wahrscheinlich an Koliken leidet.

** Ist es jünger als drei Monate?*

** Schreit es zu bestimmten Tageszeiten, besonders am frühen Abend?*

** Fühlt sich der Bauch „hart" an und „rumpelt" es darin?*

** Zieht es die Beine an, als ob es Schmerzen hätte?*

** Klingt sein Weinen gequält, besonders nach dem Füttern?*

SO SCHAFFEN SIE ABHILFE

** Setzen Sie Ihr Baby während des Fütterns gerade hin, um die Bildung von Gas zu verringern.*

** Wenn Sie Ihr Baby stillen, meiden Sie Nahrungsmittel, die Gase entwickeln, Milchprodukte, Schokolade und Koffein.*

** Füttern Sie Ihr Flaschen-Baby mit kleineren, dafür häufigeren Portionen ergänzt durch Wasser.*

UNTERLEIBSMASSAGE

Bevor Sie Ihre Handflächen auflegen, um mit der Massage zu beginnen, versuchen Sie den Unterleib Ihres Babys durch einige spielerische, federleichte Striche zu entspannen.

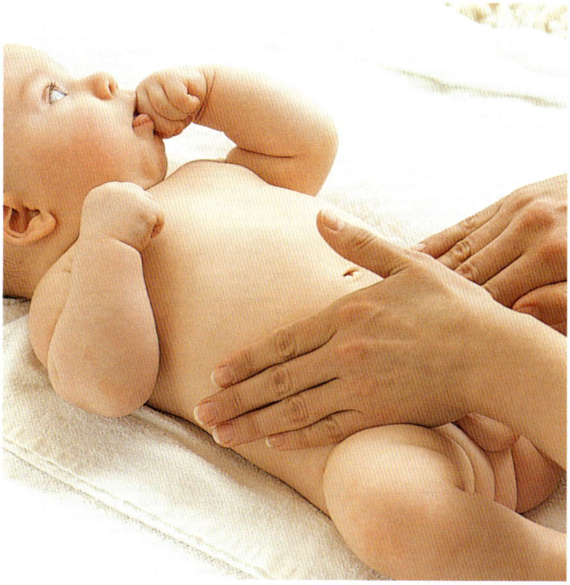

1 Massieren Sie mit den Handflächen in gleichmäßigen, lockeren Effleurage-Strichen Hand über Hand die rechte Unterleibsseite zwischen dem unteren Rippenbogen, der Hüfte und dem Nabel hinunter. Zwei bis drei Minuten so fortfahren und auf der linken Seite wiederholen. Die Reihenfolge ist wichtig, um dem natürlichen Fluss des Dickdarminhalts zu folgen.

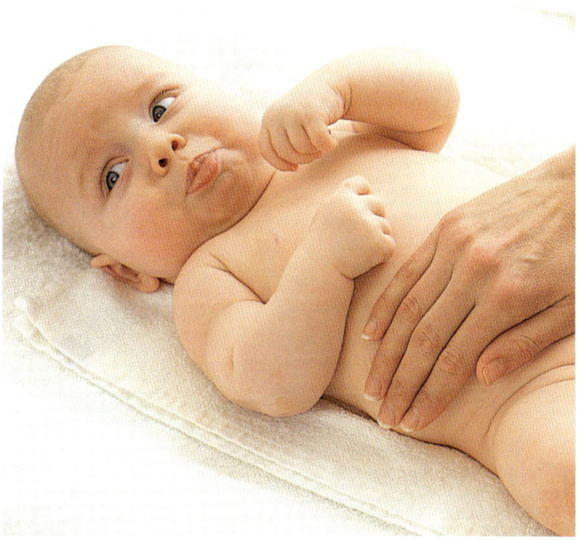

2 Legen Sie die Hände quer über den Bauch, drücken Sie ganz sanft und kneten Sie mit hohlen Händen in Effleurage-Technik von einer Seite zur anderen. Üben Sie keinen Druck nach unten aus. Fahren Sie etwa 30 Sekunden so fort.

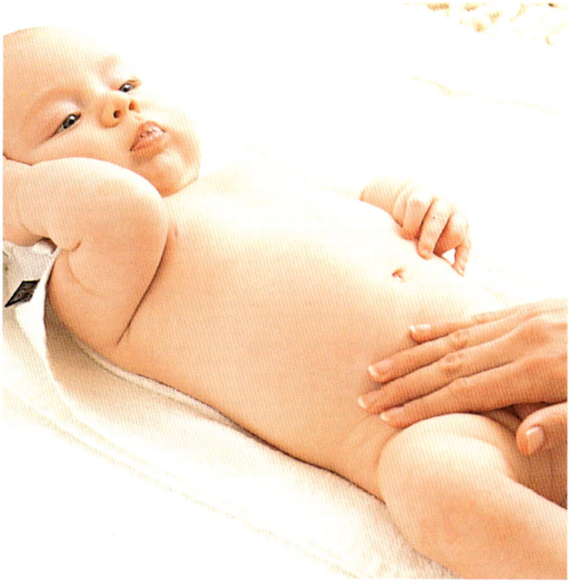

3 Massieren Sie mit hohlen Händen den Unterleib in einer kreisförmigen Bewegung im Uhrzeigersinn von links nach rechts. 3- bis 4-mal wiederholen.

4 Zeichnen Sie mit den Fingerkuppen sanft und mit gleichmäßigem Druck kleine Kreise im Uhrzeigersinn rund um den Nabel. Achten Sie darauf, dass Sie im Bereich über der Blase dem Baby kein Unbehagen verursachen. 3- bis 4-mal wiederholen.

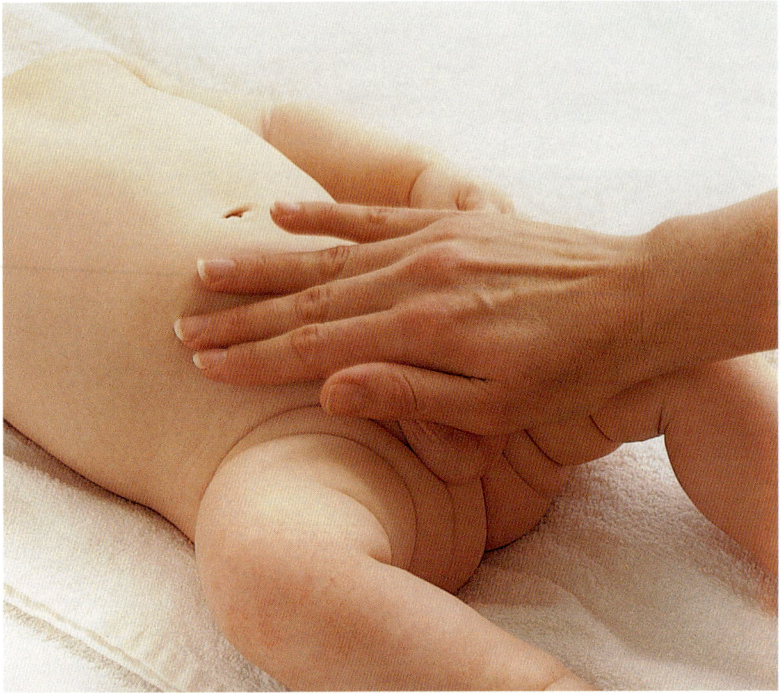

5 Setzen Sie weiterhin die Finger ein und massieren Sie nun den Solar Plexus. Das ist der Bereich unterhalb des Brustkorbs in der Mitte des oberen Teils des Unterleibs. Arbeiten Sie wie vorhin mit ganz kleinen Kreisen im Uhrzeigersinn und wenden Sie gleichmäßigen Druck an. 3- bis 4-mal wiederholen.

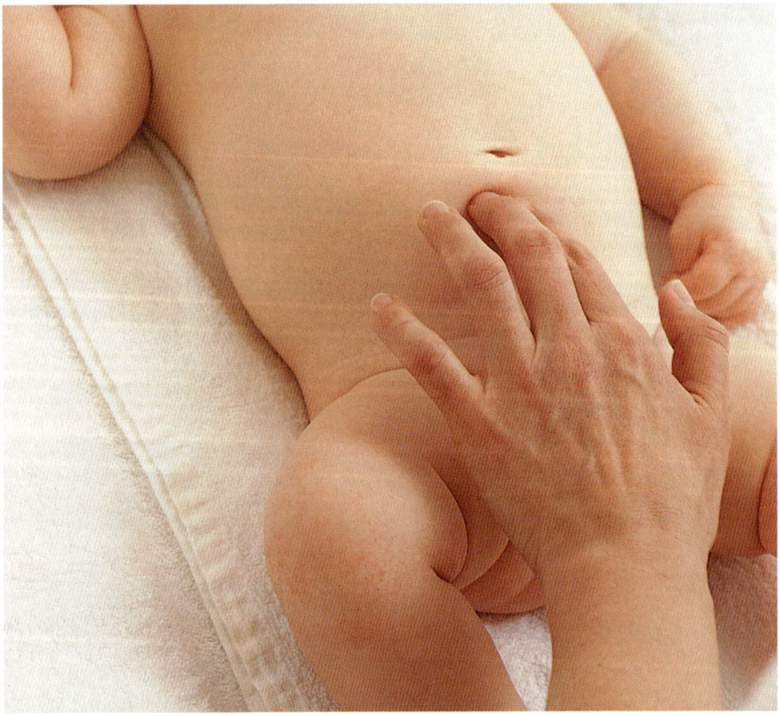

DEHNEN DER BEINE

Dehnungsübungen für die Beine sind sehr wirkungsvoll, jedoch nur dann, wenn die Muskeln des Babys warm und entspannt sind. Sie sollten am besten nach einer Massage durchgeführt werden. Babys genießen diese sanften Bewegungen, besonders, wenn Sie sie zu einem Spiel machen. Sträubt sich Ihr Baby, versuchen Sie es durch sanfte Schaukelbewegungen zu entspannen.

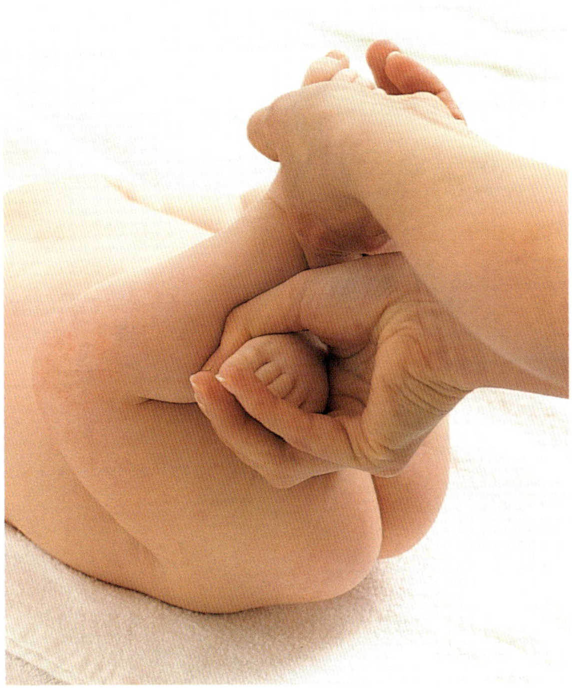

1 Fahren Sie mit dem Baby in liegender Position fort. Nehmen Sie es an den Knöcheln, überkreuzen Sie diese und führen Sie sie in Richtung Unterleib. Strecken Sie dann die Beine geradeaus, indem Sie sie sanft in Ihre Richtung ziehen.

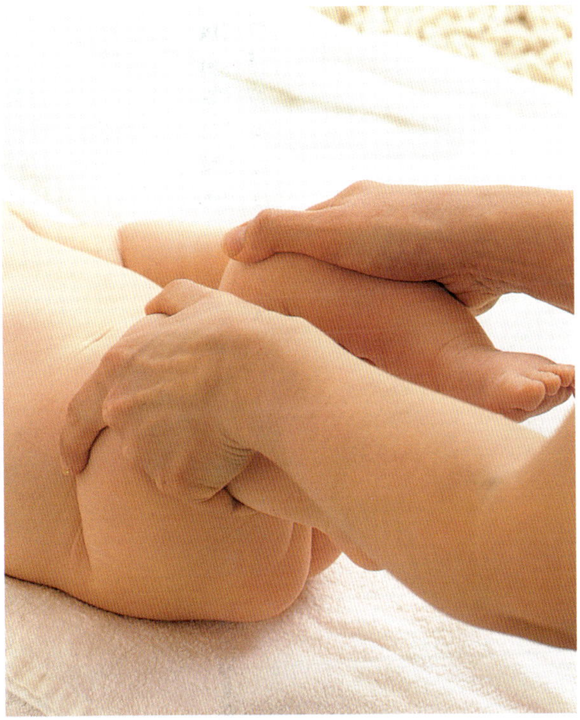

2 Ziehen Sie die Knie zum Unterleib hoch und strecken Sie sie dann wieder. Wiederholen Sie das und nehmen Sie dieses Mal jedes Knie extra dran. Zum Schluss der Übung die Beine wieder gerade strecken.

HINWEIS

Eine Alternative zum Dehnen der Beine ist der „Kolik-Tanz": Halten Sie Ihr Baby auf einem Tisch mit beiden Händen vor sich und wiegen Sie es sanft vor und zurück und dann auf und ab. Dabei beugen sich seine Knie. Halten Sie während des „Tanzes" stets Blickkontakt mit Ihrem Kind.

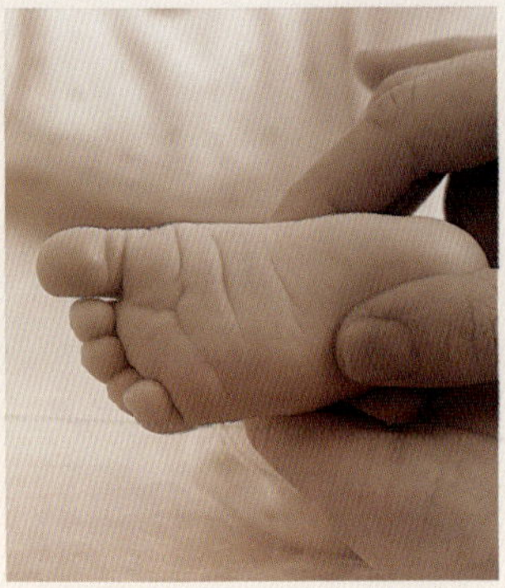

Die Reflexpunkte des Verdauungssystems auf den Füßen Ihres Babys zu massieren, kann bei einer Reihe von Bauchbeschwerden wie Verstopfungen und Koliken helfen. Reflexzonenmassage stimuliert einen trägen Darm, hilft beim Abtransport körperlicher Abfallstoffe und reguliert den Stuhlgang. Sie lindert auch den Schmerz bei Bauchkrämpfen, einem Symptom, das oft bei Koliken auftritt.

REFLEXZONENMASSAGE UND VERDAUUNGSPROBLEME

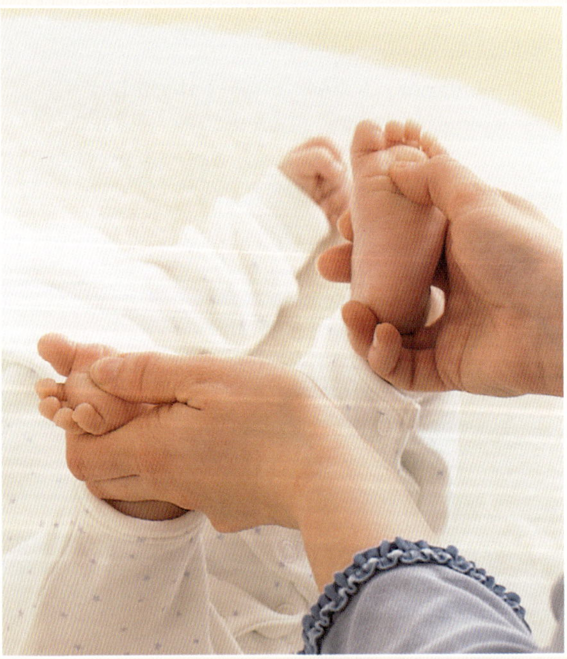

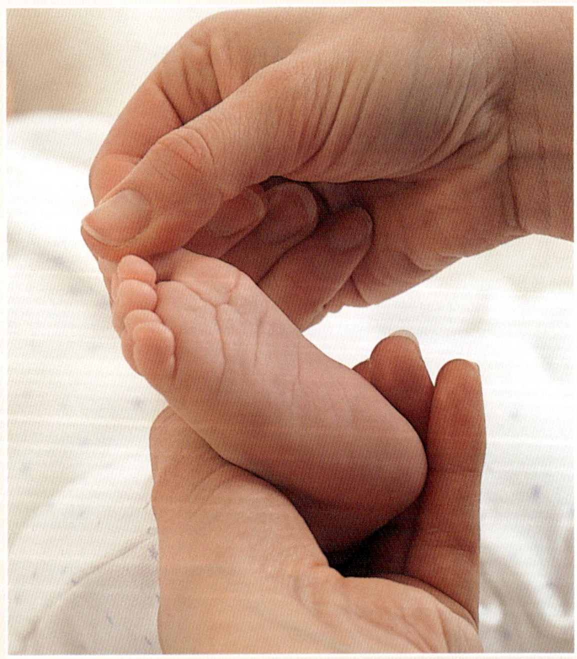

1 SOLAR PLEXUS: Legen Sie die Daumen bei jedem Fuß auf den Reflexpunkt des Solar Plexus. Lassen Sie Ihr Baby dagegendrücken. 2- bis 3-mal wiederholen.

2 KOPF: Drücken Sie auf den Kopfreflexpunkt des rechten Fußes, den Ballenbereich der großen Zehe, und führen Sie darauf Kreisbewegungen aus. 2- bis 3-mal wiederholen.

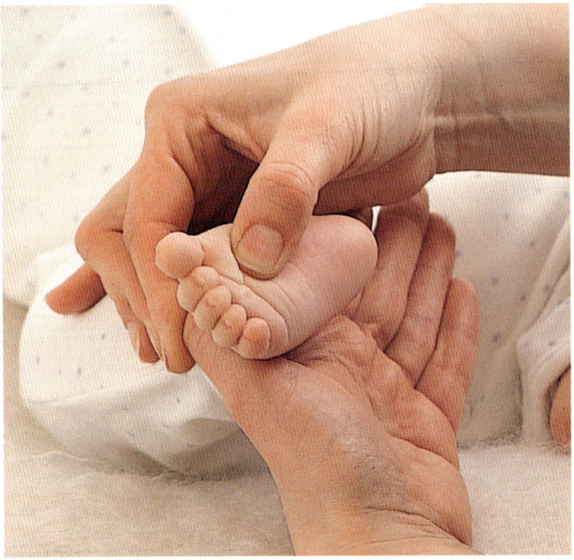

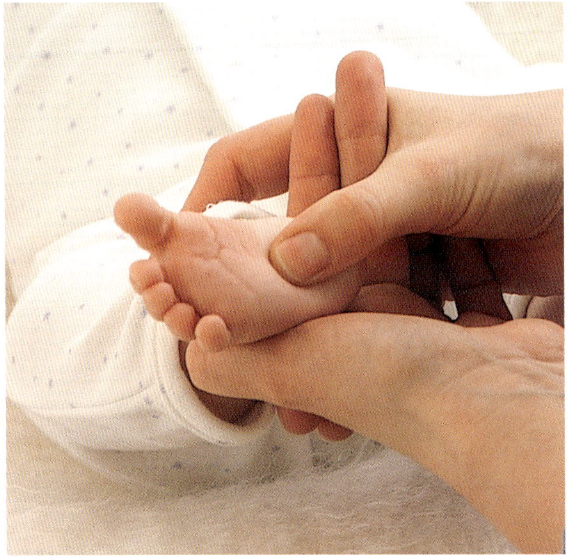

3 MAGEN: Auf den Magenreflexpunkt am rechten Fuß drücken und darüber sanft kreisen. Dieser Punkt liegt direkt unter dem Reflexpunkt der Luftröhre. 2- bis 3-mal wiederholen.

4 DÜNNDARM: Sein Reflexpunkt befindet sich oberhalb des Fersenballens. Bearbeiten Sie ihn im Raupengang, drücken und kreisen Sie darauf. 2- bis 3-mal wiederholen.

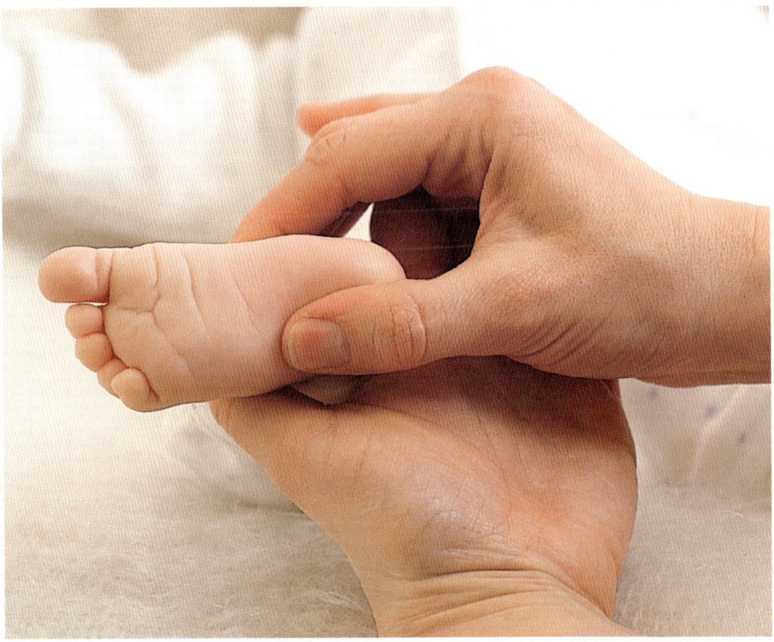

5 DICKDARM: Massieren Sie den Reflexpunkt des Dickdarms im Raupengang oder lassen Sie den Daumen kontinuierlich über den ganzen Reflexbereich vom rechten Fuß zum linken über die Fersen Ihres Babys gleiten (siehe Seite 29). 2- bis 3-mal wiederholen.

Wiederholen Sie Schritt 2–4 am linken Fuß.

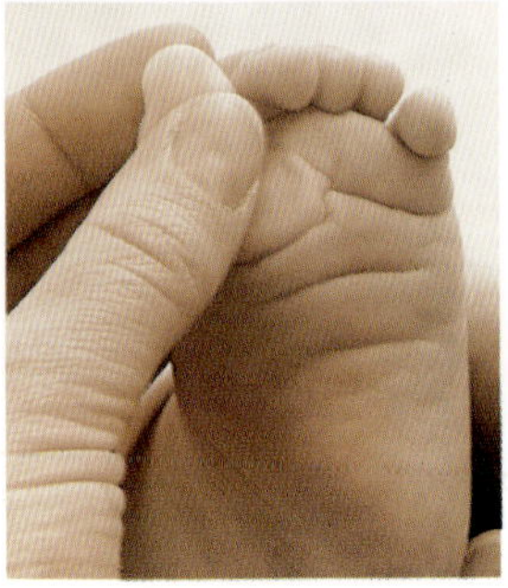

Hautprobleme können von Milchschorf bis Ekzem oder Schuppenflechte reichen und beruhen bei Babys selten auf äußeren Faktoren. Manche Hautkrankheiten stehen mit Nahrungsmittelallergien im Zusammenhang, deshalb sollte man die Babynahrung sorgsam auswählen. Die Stimulation der folgenden Reflexpunkte beruhigt das Hormonsystem und baut Stress ab, der sich auch in Hautbeschwerden äußert.

REFLEXZONENMASSAGE UND HAUTPROBLEME

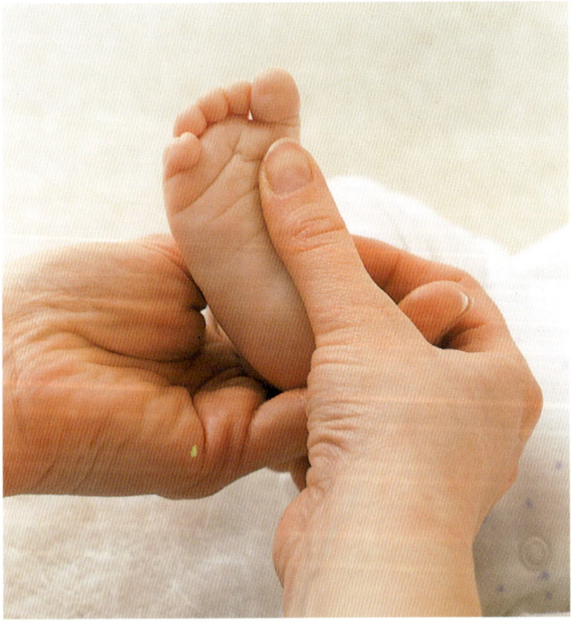

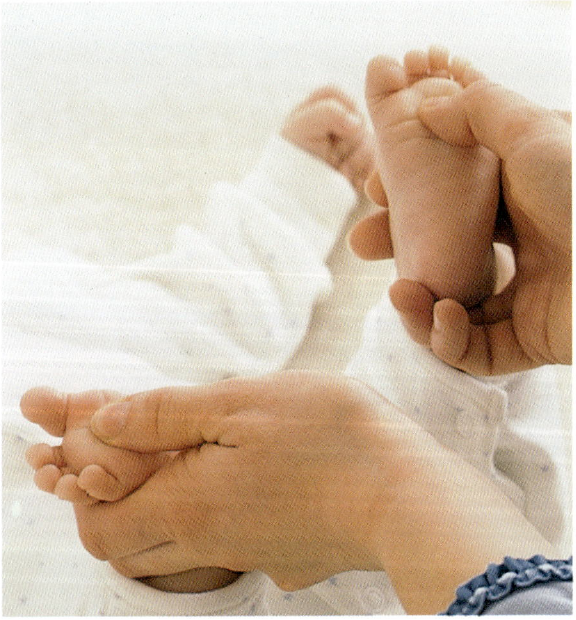

1 ZONEN-WANDERN: Mit dem Daumen am rechten Fuß durch jede Zone gleiten oder im Raupengang massieren. Mit Zone 1 beginnen. Sie erstreckt sich von der Ferse bis zur großen Zehe. 2-mal wiederholen.

2 SOLAR PLEXUS: Legen Sie den Daumen auf den Reflexpunkt des Solar Plexus jeder Fußsohle. Lassen Sie das Baby gegen die Daumen drücken. 2- bis 3-mal wiederholen.

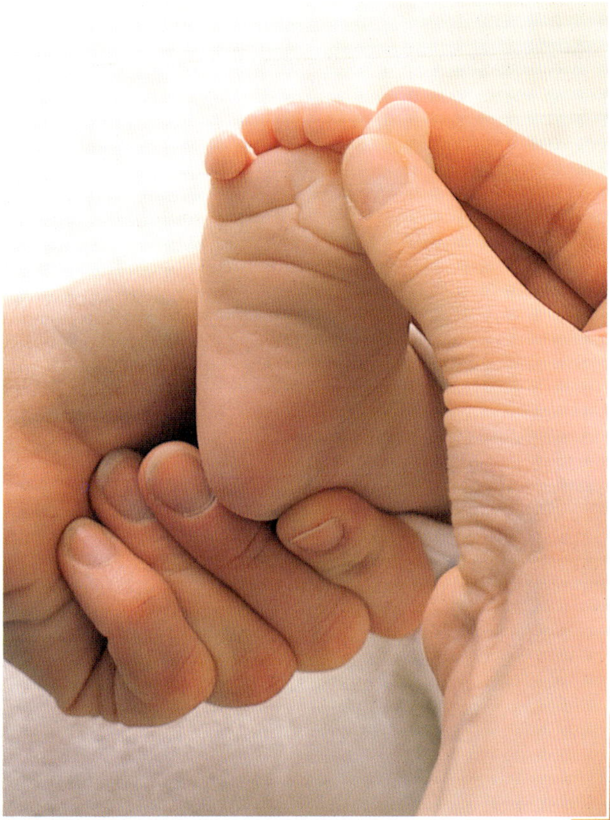

3 DRUCK AUF ZEHEN: Mit dem Daumen sanft auf jeden Zehenballen drücken und dann darauf sanft kreisen – von der großen bis zur kleinen Zehe des rechten Fußes. 2-mal wiederholen.

Wiederholen Sie die Schritte 1 und 3 am linken Fuß.

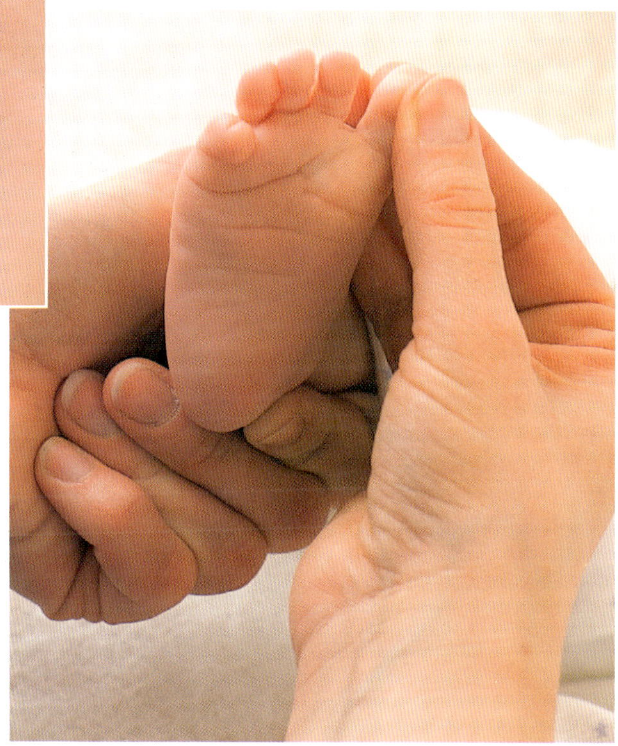

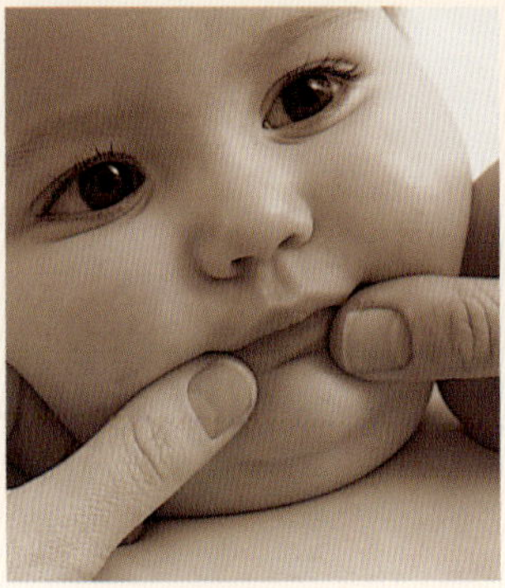

Die ersten Zähne bekommt ein Baby normalerweise zwischen dem sechsten und achten Monat. Es kann jedoch lange davor Symptome des Zahnens zeigen. Oft ist es dann gereizt und unruhig wegen des Schmerzes, den die durchs Zahnfleisch dringenden Zähne verursachen. Eine andere Nebenwirkung des Zahnens ist übermäßige Bildung von Speichel, der nach dem Verschlucken einen weichen Stuhlgang verursachen kann.

MASSAGE BEIM ZAHNEN

Wenn Sie sanft außen über das Zahnfleisch Ihres Babys entlangstreichen, kann das die Beschwerden des Zahnens lindern. Babys mögen jedoch meist eine Körpermassage lieber, weil sie die Stimmung durch Ausschüttung von „Glückshormonen" hebt. Auch homöopathische Mittel können helfen.

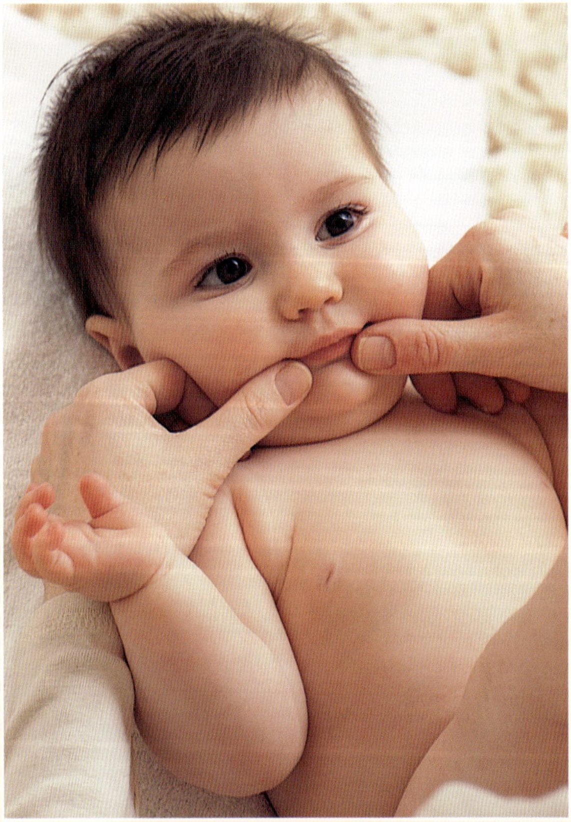

1 Legen Sie sich Ihr Baby auf den Schoß oder vor sich auf die Oberschenkel und dann die Daumen über seine Oberlippe. Massieren Sie sanft in einem Kreis am Zahnfleisch entlang nach außen zu den Wangen hin und dann nach innen um den unteren Mundrand. Die Massage endet in der Kinnmitte. 3- bis 4-mal wiederholen.

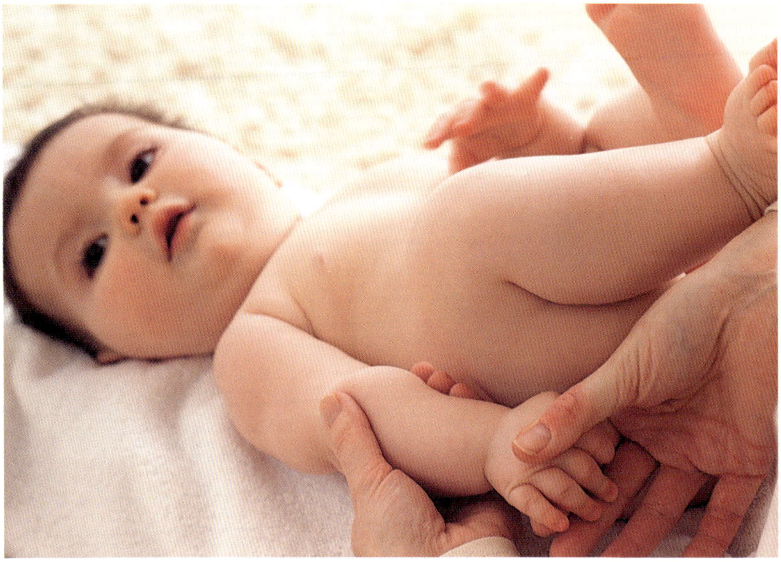

2 Nehmen Sie eine Hand zwischen Daumen und Zeigefinger und drücken und streichen Sie sanft vom Handgelenk zu den Fingerspitzen. An der anderen Hand wiederholen.

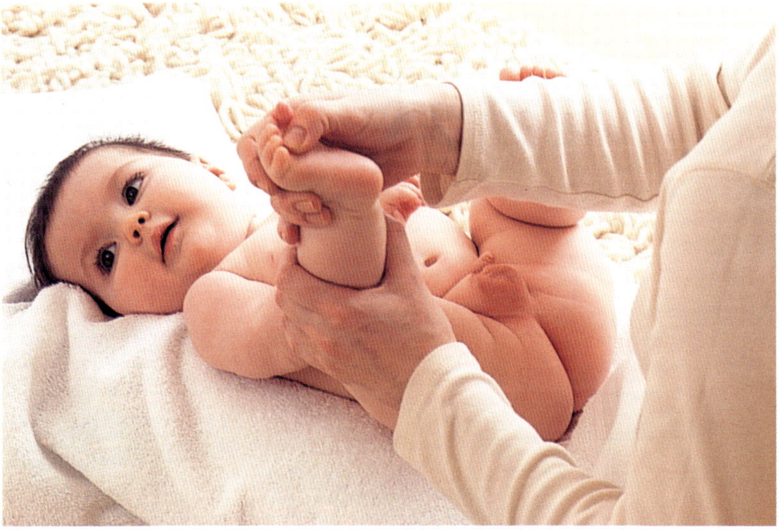

3 Gehen Sie nun zu den Füßen. Streicheln und drücken Sie mit Daumen und Fingern die Oberseite und Sohle eines Fußes. Wenden Sie dabei sanften, aber beständigen Druck an, damit es nicht kitzelt. Am anderen Fuß wiederholen.

DIE BILDUNG DER ZÄHNE

Das Wachstum der Zähne verläuft sehr unterschiedlich. Im Allgemeinen erscheinen jedoch als Erstes die zwei vorderen Schneidezähne im Alter von etwa sechs bis acht Monaten, gefolgt von den seitlichen Schneidezähnen mit etwa neun Monaten. Die vorderen Backenzähne brechen im Alter zwischen 10 und 14 Monaten durch und die Eckzähne mit 16 bis 18 Monaten. Erst im Alter von 24 bis 30 Monaten besitzt ein Kind einen vollständigen Satz von Milchzähnen. Diese werden im Alter von etwa sechs Jahren durch einen kompletten Satz bleibender Zähne ersetzt. Die Weisheitszähne (dritten Backenzähne) brechen frühestens Ende des zweiten Lebensjahrzehnts durch.

HINWEIS

Wenn Sie mit der Massage fertig sind, können Sie Ihr Baby hochnehmen und mit langen Streichbewegungen den Rücken sanft hinauf- und hinabfahren. Das wirkt ungemein beruhigend. Sie sollten dabei leise zu Ihrem Kind sprechen oder ihm auch etwas vorsingen.

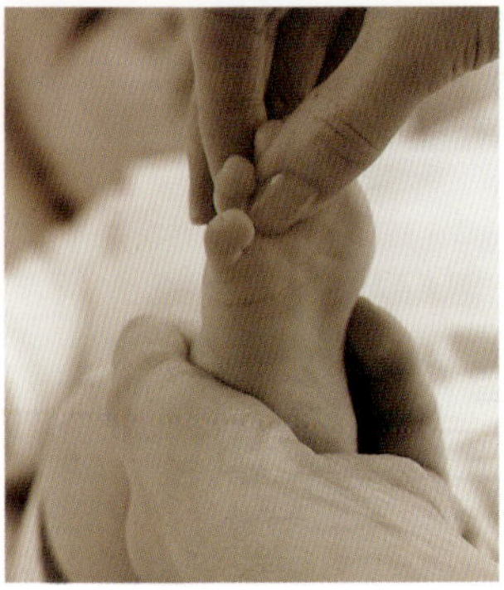

Das Zahnen kann Ihrem Baby sehr zu schaffen machen und seinen Schlaf und seine Stimmung beeinträchtigen. Lindern Sie die Beschwerden des Zahnens durch Anwendung von leichter Druck-, Kreis- und Gleitmassage an den Reflexpunkten der Zähne und Nebenhöhlen. Die Stimulation der Reflexpunkte des Lymphsystems sorgt zusätzlich für ein stabiles Immunsystem und beugt Infektionen vor.

REFLEXZONEN UND ZAHNEN

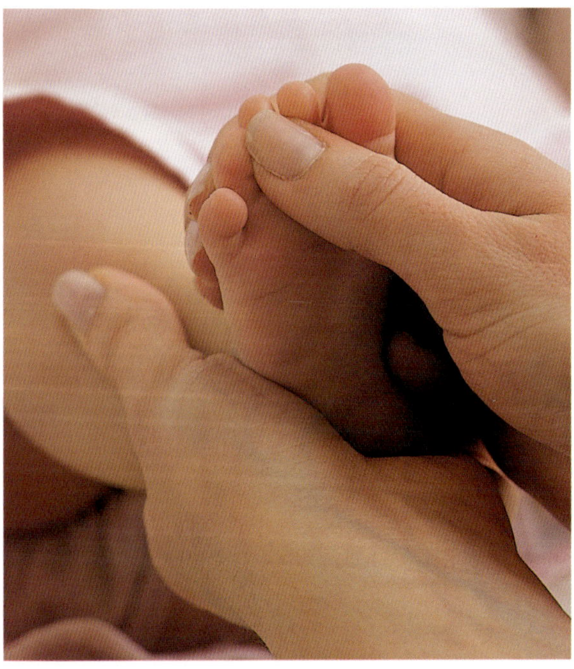

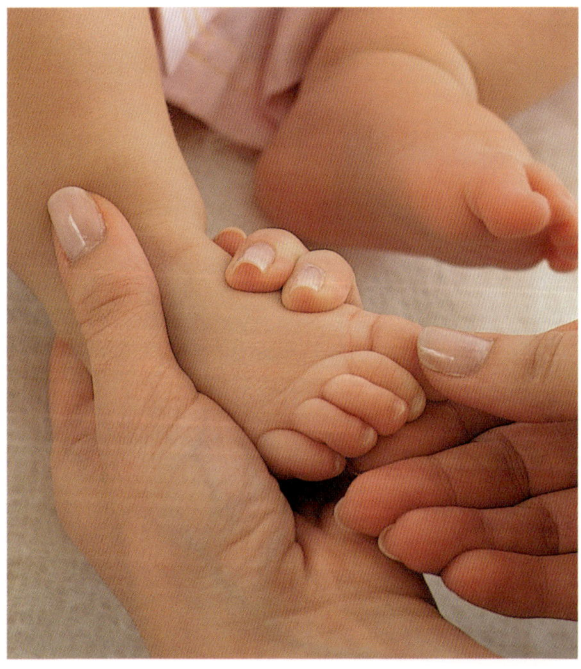

1 NEBENHÖHLEN: Drücken und kreisen Sie mit dem Daumen auf der Rückseite der zweiten bis fünften Zehe des rechten Fußes. 2- bis 3-mal wiederholen.

2 ZÄHNE: Massieren Sie die Reflexpunkte im Raupengang oder drücken Sie sie vorne an jeder Zehe vom Zehennagel bis zur Wurzel des Gelenks. 2- bis 3-mal wiederholen.

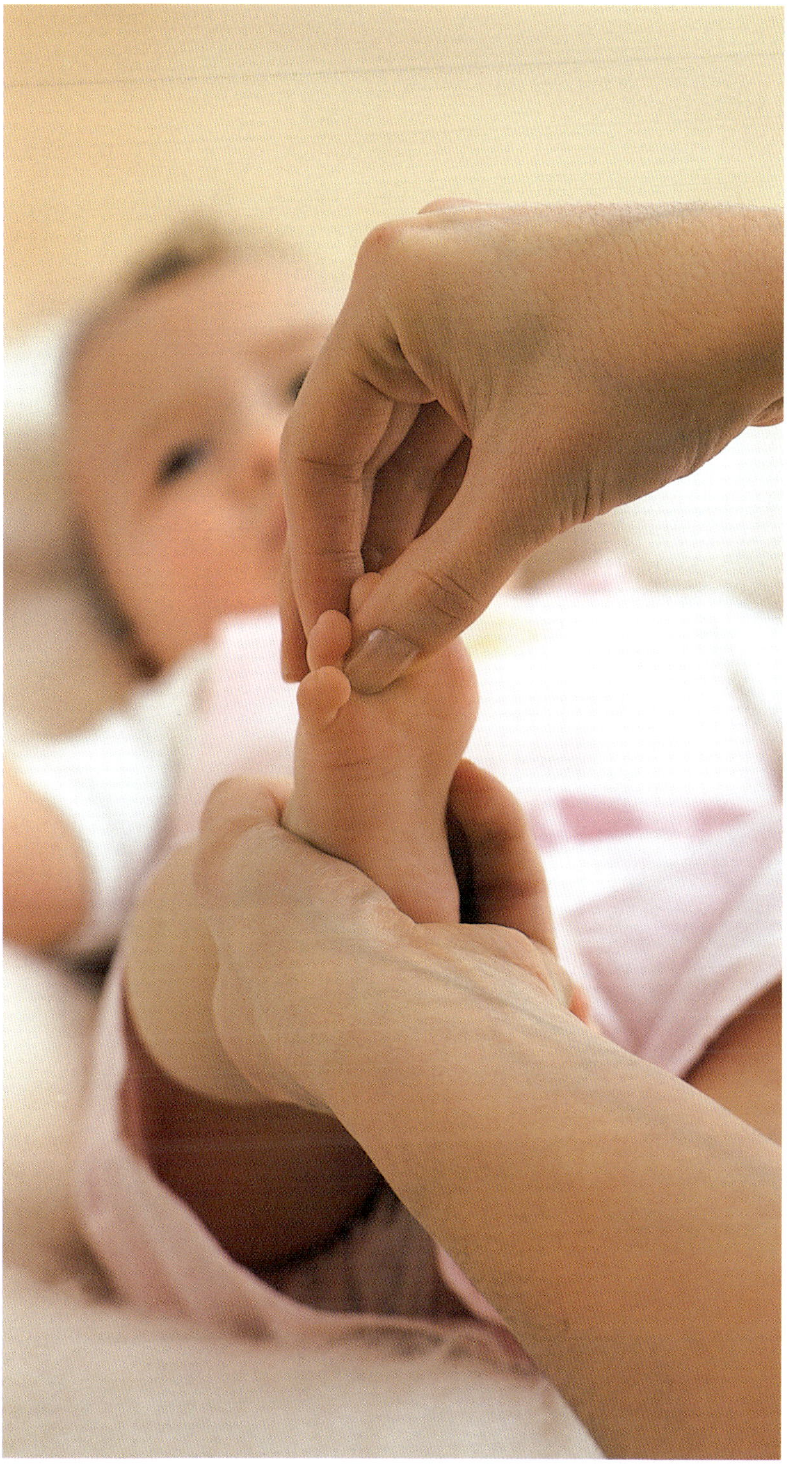

3 LYMPHSYSTEM: Drücken Sie mit Daumen und Zeigefinger den Bereich zwischen jeder Zehe sanft nach unten, um das Lymphsystem von Kopf und Brust zu stimulieren. Das aktiviert das Immunsystem Ihres Babys und unterstützt den Abbau von Giftstoffen. 2-mal wiederholen.

Wiederholen Sie die Schritte 1–3 am linken Fuß.

HINWEIS

Ist das Baby gereizt, sind es auch bald die Eltern. Reflexzonenmassage kann Abhilfe schaffen und ermöglicht es Ihnen, wertvolle Augenblicke mit Ihrem Kind zu erleben. Sie wirkt nicht nur beruhigend und entspannend, sondern ist auch Ausdruck Ihrer Liebe und Zärtlichkeit.

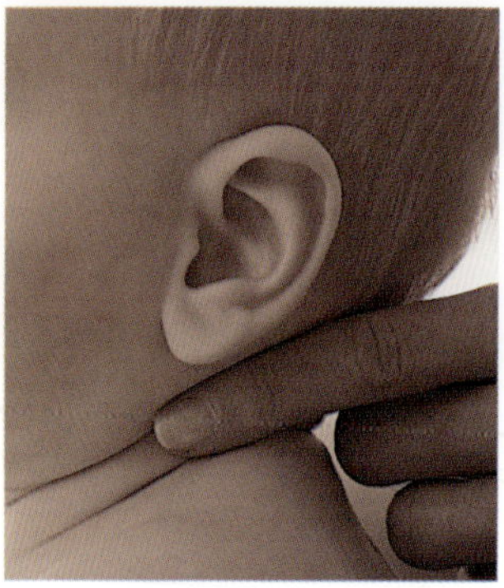

Zeigt Ihr Baby Symptome von Ohrenschmerzen, müssen Sie einen Arzt aufsuchen. Es könnte eine Ohreninfektion sein. Zur Linderung gibt es einfache Mittel, die neben der konventionellen Behandlung eingesetzt werden können und sogar eine Mittelohrentzündung verhindern. Die Griffe können Sie in eine komplette Massage einbauen. Zum Schluss drücken Sie immer die Ohrläppchen zwischen Daumen und Zeigefinger.

MASSAGE BEI OHRWEH

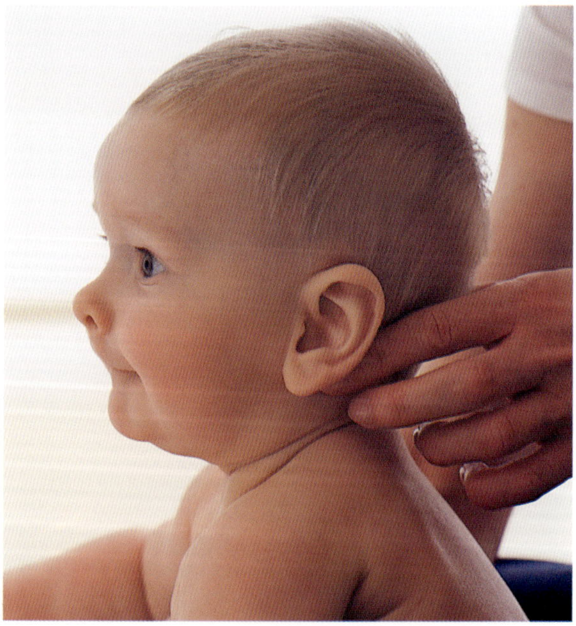

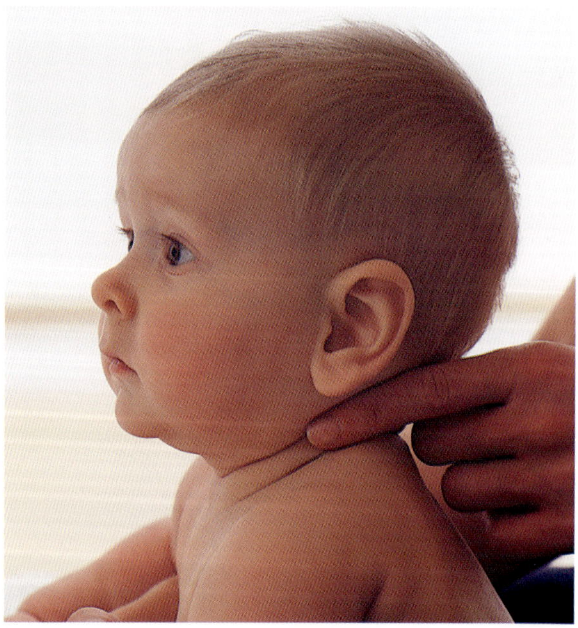

1 Das Baby schaut nach vorn und Sie legen den Zeigefinger hinter dem Ohrläppchen an den Kopf. Drücken Sie leicht dagegen, während Sie mit der freien Hand den Kopf abstützen.

2 Drücken Sie sanft in die Vertiefung am oberen Ende des oberen Kieferknochens. Folgen Sie mit dem Finger in einer fließenden Bewegung und mit gleichmäßigem Druck dem Kieferknochen bis zum Hals.

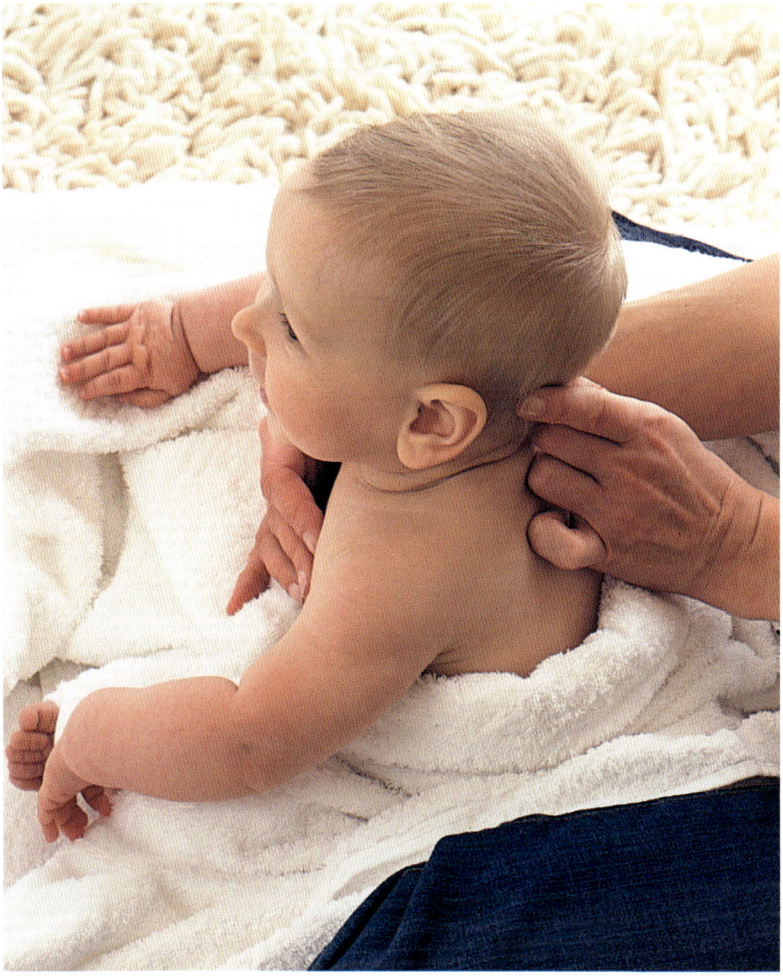

3 Kehren Sie mit dem Finger wieder zur Ausgangsposition zurück. Nun ziehen Sie ihn in einem Winkel nach unten in Ihre Richtung und folgen dabei der Schädelbasis.

Wiederholen Sie diese Schritte zuerst 3- bis 4-mal auf der einen und dann auf der anderen Seite des Kopfes. Die Schritte können auch gleichzeitig auf beiden Seiten ausgeführt werden.

MITTELOHR-ENTZÜNDUNG

Die Mittelohrentzündung ist eine Entzündung der Schleimhaut im Mittelohr mit Eiterabsonderung. Sie hindert das Trommelfell daran, normal zu funktionieren und kann zu teilweiser Taubheit führen. Wenn also die Ohren Ihres Babys oder Kleinkindes etwas anderes als normales Ohrenschmalz absondern, dann sollten Sie sofort zum Arzt gehen. Schädel-Osteopathie, bei der der Schädelknochen leicht massiert wird, kann bei Mittelohrentzündung zusätzlich helfen.

HINWEIS

Die regelmäßige Anwendung dieser Massage hilft, die Bildung von Ohrenpfropfen zu verhindern. Wenden Sie die Griffe am besten an, wenn Sie dem Baby die Haare waschen.

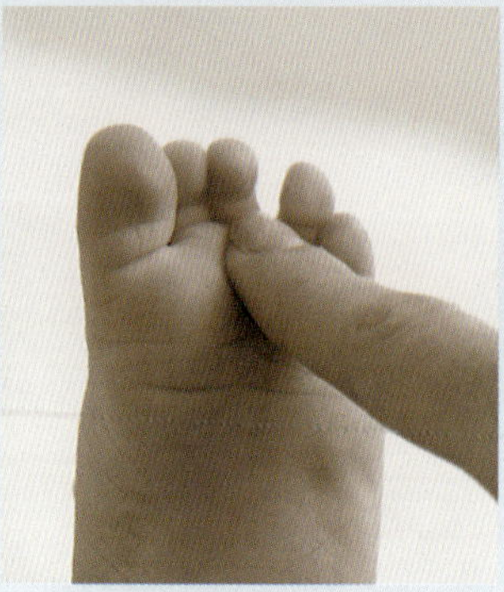

Die Stimulation der folgenden Reflexpunkte kann leichte Ohrenschmerzen lindern und das Immunsystem des Babys aktivieren. Ohrenschmerzen sind oft mit Stauungen in den Nebenhöhlen verbunden, deshalb sollten Sie den Reflexpunkt der Nebenhöhlen auf Seite 27 miteinbeziehen. Gehen Sie sofort zum Arzt, wenn Sie glauben, dass Ihr Kind an einer Infektion des Mittelohres leidet.

REFLEXZONEN UND OHRWEH

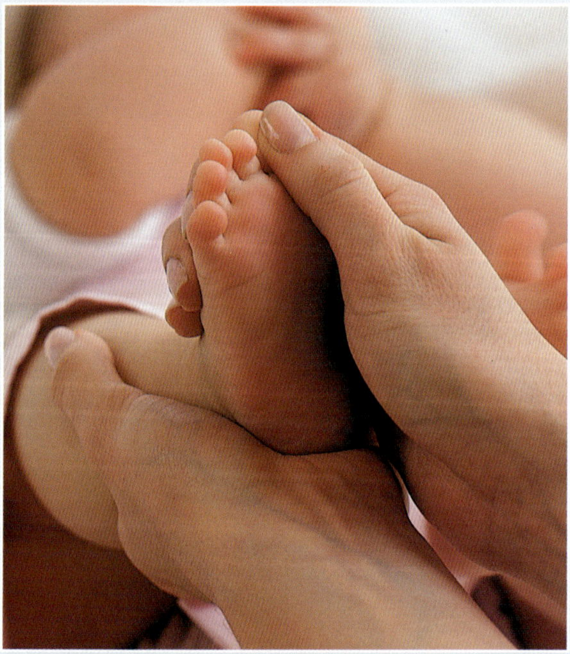

1 KOPF: Drücken und umkreisen Sie den Reflexpunkt des Kopfes am rechten Fuß. Es ist der Ballenbereich der großen Zehe. 2- bis 3-mal wiederholen.

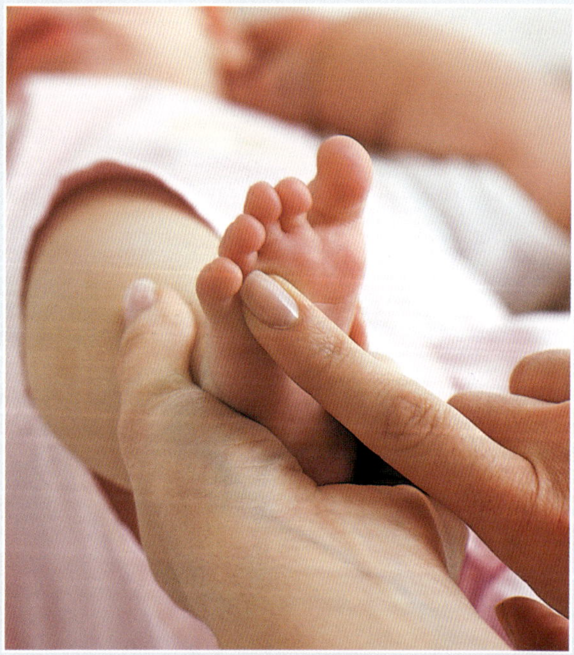

2 OHREN: Drücken Sie auf den Reflexpunkt des Ohrs, der an der Wurzel der vierten und fünften Zehe über dem Reflexpunkt der Lunge liegt. 2- bis 3-mal wiederholen.

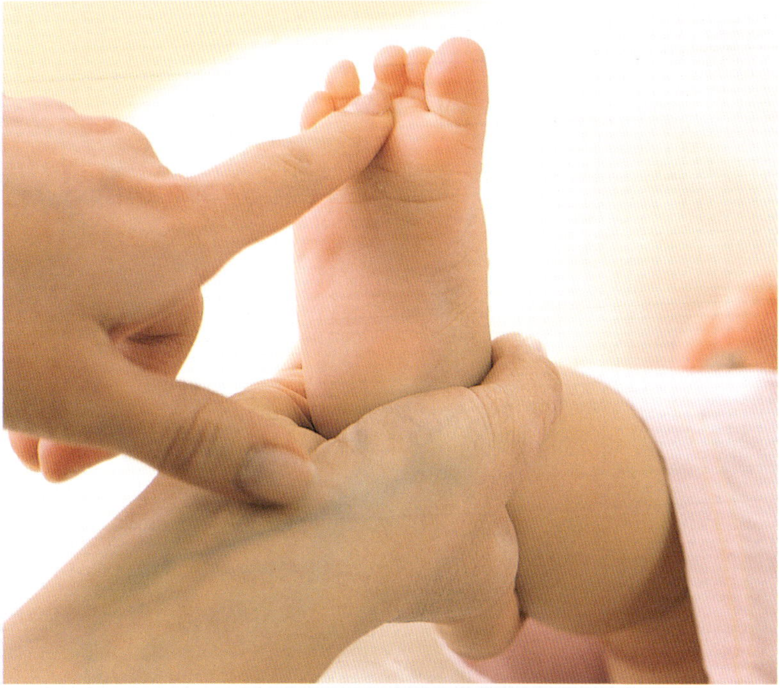

3 OHRTROMPETE oder EUSTACHISCHE RÖHREN: Drücken Sie mit dem Daumen oder einem Finger auf den Reflexpunkt der Eustachischen Röhre zwischen der dritten und vierten Zehe. 2- bis 3-mal wiederholen.

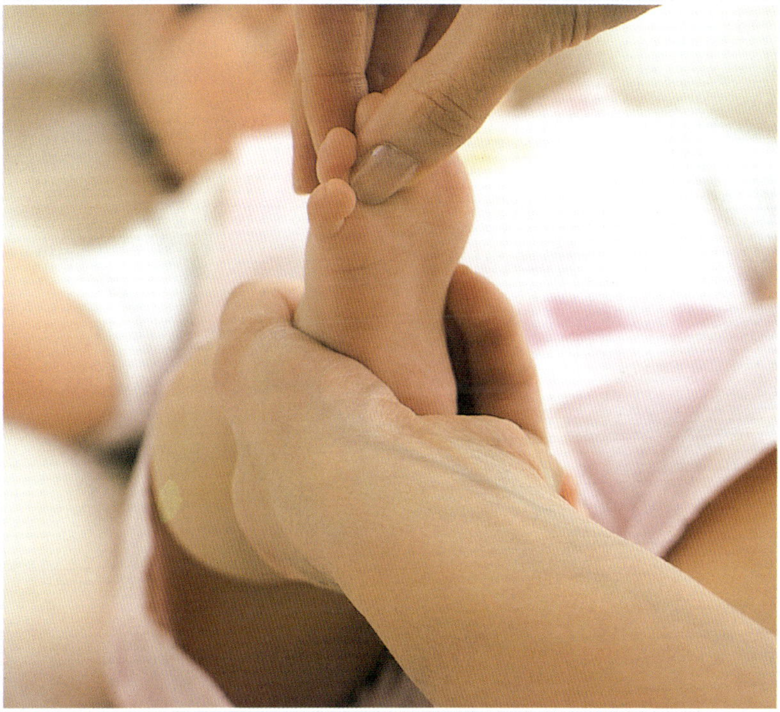

4 LYMPHSYSTEM: Drücken Sie mit Daumen und Zeigefinger den Bereich zwischen jeder Zehe sanft nach unten, um den lymphatischen Bereich von Kopf und Brust zu stimulieren. Das hilft, das Immunsystem Ihres Kindes zu aktivieren und unterstützt die Entsorgung von Giftstoffen. 2-mal wiederholen.

Wiederholen Sie die Schritte 1–4 am linken Fuß.

STICHWORTVERZEICHNIS

DANKSAGUNG

Ich möchte meiner ganzen Familie danken und meinen Freunden, deren Babys ich mir in den letzten Jahren „ausleihen" durfte.
Wendy Kavanagh

Executive Editor Jane McIntosh
Project Editor Leanne Bryan
Executive Art Editor Leigh Jones
Design Miranda Harvey
Senior Production Controller Martin Croshaw

Picture Researcher Sophie Delpech
Special Photography © Octopus Publishing Group Limited/Russell Sadur.
Other photography Octopus Publishing Group Limited/Mike Prior 4;/Ian Wallace 25 bottom.